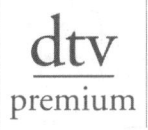

premium

W0172038

Dr. med. Marianne Koch

DAS VORSORGE BUCH

Wie Sie Körper und Seele gesund erhalten

dtv

Ausführliche Informationen über
unsere Autoren und Bücher
www.dtv.de

Wichtiger Hinweis:
Die diesem Buch zugrunde liegenden medizinischen Forschungsergebnisse
und die Empfehlungen wurden mit größter Sorgfalt erarbeitet und geprüft.
Eine Garantie kann jedoch nicht übernommen werden. Ebenso ist eine Haf-
tung der Autorin bzw. des Verlags und seiner Beauftragten für Personen-, Sach-
oder Vermögensschäden ausgeschlossen. Da sich die Medizin ständig weiter-
entwickelt, können zukünftige neue Erkenntnisse nicht ausgeschlossen werden.
Die hier genannten Ratschläge sollen kein Ersatz für fachkundige Beratung
sein. Die richtige Diagnose und Therapie von Erkrankungen müssen immer
Sache des behandelnden Arztes bleiben.

Dieses Buch ist auch als eBook erhältlich.
www.dtv.de/dtvdigital

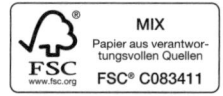

Originalausgabe
3. Auflage 2017
© 2016 dtv Verlagsgesellschaft mbH & Co. KG, München
Das Werk ist urheberrechtlich geschützt.
Sämtliche, auch auszugsweise Verwertungen bleiben vorbehalten.
Umschlaggestaltung: dtv unter Verwendung eines Fotos von Isolde Ohlbaum
Satz: Lisa Jüngst im Verlag
Gesetzt aus der Minion
Druck und Bindung: CPI – Ebner & Spiegel, Ulm
Gedruckt auf säurefreiem, chlorfrei gebleichtem Papier
Printed in Germany · ISBN 978-3-423-26135-7

Für Thomas und Gregor

Inhalt

I

Was wir über Prävention wissen

Das Wichtigste zuerst: Vorsorge bedeutet nicht, dass wir vor lauter Sorge um unser Wohlergehen und im ständigen Bemühen um richtiges Verhalten zu Opfern eines Gesundheitswahns werden. Vorsorge bedeutet vielmehr die Chance, durch kluges individuelles Handeln unsere Lebensqualität zu erhalten – auch im höheren Alter.

Dabei gilt es, den Mittelweg zu finden zwischen Verhaltensänderungen und Spaß am Leben, aber auch zwischen sinnvoller Früherkennung von Krankheiten und unnötigen Untersuchungen aus Angst vor vermeintlichen Gefahren.

Vorsorge und Früherkennung sind in letzter Zeit in den Fokus von heftigen Diskussionen geraten. Bringen sie überhaupt etwas? Und wenn ja, wem nützen sie? Dem Patienten, der auf längere Gesundheit hoffen kann? Dem Arzt, der daran verdient? Oder dem ganzen Gesundheitssystem, das ohnehin unter den ständig steigenden Kosten der modernen Medizin leidet und durch Prävention entlastet wird? Oder werden durch die Vorsorgemaßnahmen hauptsächlich Ängste geschürt, Überdiagnostik und womöglich eine schädliche Übertherapie gefördert? Und was ist mit diesen neuen elektronischen Überwachungstechniken, die uns pausenlos über unser angebliches Befinden informieren? Über Herzschlag, Blutdruck, Atemtiefe und die Zahl der Schritte, die wir heute schon oder noch nicht gegangen sind? Machen sie uns vielleicht alle zu Hypochondern oder Zwangsneurotikern? Verlernen wir durch sie das natürliche Gefühl für unseren Körper? Viele Fragen. Wir werden sie, schön der Reihe nach, alle beantworten. Zunächst aber wollen wir uns einigen grundsätzlichen Gedanken zuwenden.

Gratulation! Sie leben im 21. Jahrhundert

Hätten Sie nämlich um das Jahr 1900 herum gelebt, dann wären nicht alle, aber die meisten Möglichkeiten der heutigen Gesundheitsvorsorge »für die Katz« gewesen, wie es so schön heißt. Zu dieser Zeit wurden die Leute im Durchschnitt gerade einmal 47 Jahre alt. Sie brauchten sich deshalb keine besonderen Gedanken zu machen, ob ihr Herz wohl lange genug durchhalten, ob ihre Blutgefäße und ihre grauen Zellen bis zu ihrem Ende funktionieren würden. Die reale Sorge der Leute galt seinerzeit den Infektionskrankheiten, den Pocken, der Tuberkulose, der Lungenentzündung – aber dagegen war ohnehin so gut wie nichts zu machen. Und, richtig, Gicht war eine gefürchtete Krankheit, gegen die man keine Medizin hatte, die man aber in den eleganten Bädern der Zeit mit Wasserkuren bekämpfte – und gleichzeitig mit erotischen Abenteuern garnierte. Das Leben war also kurz, und die Krankheiten des höheren Alters, mit denen heute viele von uns rechnen müssen, spielten nur bei den wenigen Menschen eine Rolle, die seinerzeit auch alt oder sogar sehr alt wurden.

Die Entdeckung des Penicillins als Mittel gegen Infektionskrankheiten hat die Lebenserwartung der Menschen im 20. Jahrhundert dramatisch erhöht

Doch zurück zu uns. Es ist fast unglaublich, aber unsere Lebenserwartung steigt und steigt. Neunzig Jahre alt zu werden ist fast nichts Besonderes mehr, nachdem uns eine durchschnittliche Lebenszeit von über achtzig Jahren vorhergesagt wird – den Frauen ein wenig mehr als den Männern. Das Beste an dieser Situation aber ist, dass wir diese geschenkten Jahre wohl nicht als hinfällige Greisinnen und Greise verbringen werden, sondern dass wir sie wahrscheinlich in ganz guter

Soziale Kompetenz, viele Kontakte zu Familie und Freunden wirken sich positiv auf unsere Gesundheit aus

Gesundheit genießen können, wenn – und jetzt kommt das große WENN – wenn wir uns rechtzeitig darum kümmern, dass wesentliche Funktionen von Körper und Geist nicht vorzeitig nachlassen oder verloren gehen.

Wenn wir, beispielsweise, dafür sorgen, dass die Blutgefäße, die alle Organe, vor allem jedoch Herz und Gehirn, mit Sauerstoff und Nährstoffen versorgen, nicht durch hohen Blutdruck oder zu hohe Blutfette vorzeitig zerstört werden. Oder wenn wir uns rechtzeitig darum kümmern, dass unsere Knochen nicht durch Osteoporose brüchig werden und die Muskeln nicht aus Mangel an Training verkümmern. Natürlich lassen sich nicht alle Alterserscheinungen verhindern, gutes Altern hat auch mit unseren geerbten Genen zu tun. Aber die Wissenschaft hat längst bewiesen, dass sogenannte *epigenetische* Faktoren, also Umwelt, Verhalten, selbst psychosoziale Bedingungen den Zustand unserer Zellen stark beeinflussen.

Das Geheimnis der Jugendlichkeit

Im Kern jeder Körperzelle liegt die genetische Erbsubstanz, aufgerollt in den *Chromosomen*. Sie steuert die Funktionen der Zelle, vor allem auch die Teilung, also ihre Erneuerung. An den Enden der Chromosomen befindet sich eine Art »Lebensfaden«, man nennt ihn *Telomer* (vom griechischen *télos* = Ende und *méros* = Teil). Dieses winzige Endteilchen bestimmt die Jugendlichkeit der Zelle. Je länger es ist, desto größer ist deren Fähigkeit, sich zu teilen und dadurch ältere Bausteine des Körpers durch frische zu ersetzen. Allerdings wird der Faden bei jeder Teilung etwas kürzer und irgendwann ist er aufgebraucht – die Zelle geht in eine »Ruhephase«, sie kann sich nicht mehr teilen und eines Tages stirbt sie. »Unsterblich« sind nur die Krebszellen; ihr Lebensfaden verkürzt sich nicht.

Immerhin gibt es ein Enzym im Zellkern, das ein Schrumpfen der Telomere rückgängig machen kann oder eine Art der Erneuerung bewirkt: die *Telomerase*. In einer Studie, die 2013 in der renommierten medizinischen Fachzeitschrift *The Lancet* veröffentlicht wurde[*], konnten Wissenschaftler nachweisen, dass durch einen veränderten Lebensstil – gesündere Ernährung, mehr körperliche Aktivität, Stressabbau und soziale Unterstützung – die Länge der Telomere bei den getesteten Personen nach fünf Jahren zugenommen hatte! Gleichzeitig fiel die erhöhte Aktivität der Telomerase auf. Fazit: Durch eine positive Veränderung der Lebensweise erhalten die Körperzellen einen Teil ihrer Jugendlichkeit zurück. Damit war der Beweis erbracht, dass die Art, wie wir leben, direkten Einfluss auf die Erneuerungsfähigkeit unserer Zellen hat.

Vorsorge geht auch junge Menschen etwas an

Es ist nie zu spät für Veränderungen im Alltag, die zu einer gesünderen Lebensweise führen. Eine englische Studie hat gezeigt, dass Menschen über 75 Jahre, die täglich eine Strecke von zwei bis drei Kilometern zu Fuß gehen – egal, in welchem Tempo, ob sie schlendern oder zügig marschieren –, um

---

[*] The Lancet Oncology, Vol. 14, No. 11, S. 1112–1120, Oktober 2013

50 Prozent weniger Schlaganfälle oder Herzinfarkte erlitten. Je früher wir uns allerdings grundsätzliche Gedanken darüber machen, was wir tun können, um uns auch als ältere Menschen am Leben zu erfreuen, desto besser ist es. Gesundheitsvorsorge geht deshalb auch die Jüngeren an. Nicht nur weil die Art, wie wir unseren Körper in jungen Jahren behandeln, entscheidend für das Wohlbefinden in späteren Jahren sein kann, sondern weil es auch für junge Menschen eine Reihe von Gefährdungen gibt. Da ist der Familiäre Darmkrebs, den ich verhindern kann, wenn ich mir rechtzeitig bewusst mache, dass in meiner Familie ein Risiko besteht. Da ist die Neigung zu stärkerem Übergewicht, das ich bekämpfen kann, bevor ich vielleicht schon in jungen Jahren Diabetikerin werde. Eine nachgeholte Rötelnimpfung kann verhindern, dass ich in der Schwangerschaft erkranke und dadurch das werdende Kind gefährde. Und selbstverständlich danken es mir mein Herz und mein Gehirn, wenn ich rechtzeitig mit dem Rauchen aufhöre und so meine Arterien gesund erhalte.

Darf ich Fragen stellen?
Ja, selbstverständlich.
Irgendwie bin ich verunsichert. In meiner Familie sind eigentlich alle ziemlich gesund gewesen. Jetzt bietet mir mein Arzt diese Untersuchungen an, die ich selbst bezahlen soll …
Individuelle Gesundheitsleistungen, kurz IGeL …
… Richtig. Eigentlich habe ich überhaupt keine Lust, ständig auf irgendetwas getestet zu werden, ziemlich viel Geld hinzulegen, um dann zu hören: alles in Ordnung. Inzwischen mache ich mir natürlich Gedanken, und jetzt habe ich schon regelrecht Angst, zum Doktor zu gehen.
Ich möchte gerne einen Kollegen zitieren, der dieses Problem

so beschrieben hat: »Der Patient kommt, weil er Gesundheit will oder Besserung von Beschwerden. Wir aber halten ihm dafür einen Katalog hin, wie eine Speisekarte in der Würstchenbude …« Ich gebe diesem Kollegen absolut Recht. Es gibt sicherlich einige Untersuchungen, die sinnvoll sind, obwohl die Kassen sie nicht bezahlen. Darauf kommen wir noch. Ich will auch die Kollegen nicht anklagen, wenn sie glauben, sie bräuchten diese Zusatzeinkommen, um ihren Praxisbetrieb aufrechtzuerhalten. Wir müssen den Patienten aber sagen, dass alle wirklich nötigen Untersuchungen von den gesetzlichen Kassen bezahlt werden. Und wir müssen sie darüber aufklären, was wir im Einzelfall für richtig halten, was nicht und warum, mit anderen Worten: Wir müssen die »sprechende Medizin« wieder einführen, die Beratungen, die Fragen nach der Vorgeschichte, nach psychischen Belastungen, nach der sozialen Situation des Patienten; wir müssen seine Vorstellungen von einer Behandlung berücksichtigen, wir müssen ihm mit Empathie, Geduld und Verständnis begegnen und ihn idealerweise zu einem mündigen Partner machen. All das gilt auch für das Thema Vorsorge. Dass dies mit einer »Fünf-Minuten-Medizin« nicht möglich ist, liegt auf der Hand. Ich fürchte deshalb, Sie müssen sich einen anderen Arzt suchen, einen, für den all dies selbstverständlich ist. Solche Ärzte gibt es, gottlob, noch immer – und gar nicht so selten.

»Individuelle Gesundheitsleistungen« können, aber müssen nicht sinnvoll sein. Lassen Sie sich in jedem Fall gründlich aufklären!

Krankheiten, die ich – möglicherweise – verhindern kann

In der Medizin gibt es fast keine hundertprozentigen Gewissheiten. Wenn ich Ihnen hier zunächst einmal eine Reihe von Krankheiten vorstelle, von denen man die wichtigsten Ursachen zu kennen glaubt, so ist dies keine Garantie dafür, dass Sie trotz Befolgung aller Präventions-Ratschläge in diesem Buch nicht doch daran erkranken. Jeder Mensch ist anders in seiner genetischen Ausstattung, seiner Umgebung und seinem Lebensstil. Hier kann es deshalb nur um grundsätzliche Erkenntnisse und erste Empfehlungen gehen. Ausführliche Informationen zu den angesprochenen Themen finden Sie in den jeweiligen Kapiteln.

- **Herz-Kreislauf-Krankheiten** durch Arteriosklerose, zum Beispiel Schlaganfall, Herzinfarkt, Durchblutungsstörungen der Beine und *vaskuläre* (gefäßbedingte) *Demenz*. Seit Rauchen nicht mehr »in« ist, seitdem man gelernt hat, dass zu hoher Blutdruck und zu viel Cholesterin im Blut die Adern verschließen, ist die Zahl der Betroffenen weltweit zurückgegangen. Dennoch ist die Arteriosklerose aber leider nach wie vor der Killer Nummer eins bei uns.
- **Diabetes Typ 2,** den man früher »Altersdiabetes« nannte, an dem aber heutzutage schon Kinder leiden: als Folge von falscher Ernährung, Übergewicht und Bewegungsmangel.
- **Chronische Rückenschmerzen** bekommt man, wenn man beispielsweise einer ungeliebten Arbeit bei einem Ekel von Chef nachgehen muss, weil psychischer Stress zu Verkrampfungen nicht nur des Magens, sondern auch der Rücken-

muskeln führt. Regelmäßig neun Stunden am Computer oder am Steuer eines Taxis ohne wirklichen Ausgleichssport sind übrigens genauso schädlich für die Wirbelsäule wie ständige Schwerarbeit auf dem Bau.

- Ähnliches gilt für **Arthrose der Hüft- und Kniegelenke,** die oft zusätzlich noch unter jahrzehntelangem Übergewicht leiden müssen.

- An **Osteoporose** erkranken vorwiegend Astronauten und Frauen in den Wechseljahren (manche Männer übrigens auch). Den einen fehlt in der Schwerelosigkeit die nötige Belastung des Skeletts; den Frauen oft ausreichend Sport und Bewegung hier auf der Erde (und zusätzlich auch genügend Kalzium und Vitamin D in ihrer Nahrung). Aber auch bei Patienten, die an einer chronischen Lungenerkrankung (COPD) leiden oder bei solchen, die über längere Zeit Kortison einnehmen müssen, ist die Knochenfestigkeit gefährdet.

- **Chronisches Nierenversagen** kann viele Ursachen haben. Ganz wichtig ist es, scheinbar harmlose Harnwegs- und Blaseninfektionen gründlich auszuheilen, damit sich die Bakterien nicht im Lauf der Zeit bis hinauf zu den Nieren bewegen und dort, oft lange unbemerkt, Zerstörungen anrichten.

- **Krebskrankheiten** tatsächlich *verhindern* können wir nur in zwei Ausnahmefällen: zum einen durch eine rechtzeitige Darmspiegelung, bei der Polypen, also Vorstufen von Darmkrebs, erkannt und beseitigt werden; zum anderen durch die Impfung junger Frauen gegen ein Virus, das nachweislich Krebs des Gebärmutterhalses verursacht. Was Krebs begünstigt, wie man mit genetischen und Lebensstil-Risiken umgeht und welche Früherkennungs-Maßnahmen wichtig sind, lesen Sie am besten im Kapitel 9, ab Seite 141, nach.

- **Altersschwäche:** Die Medizin definiert diesen Zustand, abgesehen von anderen Defiziten, hauptsächlich mit dem Verlust der Muskulatur und der Muskelkraft. Deshalb sollten wir als ältere Menschen rechtzeitig ein behutsames Kraft-, Ausdauer- und Gleichgewichtstraining beginnen (zunächst am besten unter Anleitung eines guten Physiotherapeuten) und uns hochwertig, das heißt mit genügend Eiweiß ernähren. Gegen einen Abbau der Gehirnleistung hilft es, wenn wir möglichst lange geistig aktiv bleiben und soziale Kontakte pflegen.

- **Alzheimer-Krankheit und andere Demenzen:** Erst in den letzten Jahren hat man erkannt, dass es gewisse Möglichkeiten gibt, die Alzheimer-Krankheit zu verhindern oder zumindest um Jahre hinauszuschieben. Das Zauberwort heißt »Kognitive Reserve«. Das bedeutet: Wenn wir uns, möglichst schon in der Jugend, aber auch während des ganzen Lebens bis ins hohe Alter geistig betätigen, Neues lernen, uns mit frischen Ideen auseinandersetzen, dann programmieren wir dadurch Milliarden von Gehirnzellen, die bis dahin noch nicht mit Wissen oder Erfahrungen belegt waren. Diese Gehirnzellen kommen uns zu Hilfe, wenn Milliarden andere durch die Krankheit ausfallen. »Vaskuläre Demenz« bedeutet, dass die winzigen Blutgefäße im Gehirn durch Arteriosklerose verstopft sind, die Zellen dadurch absterben und Gedächtnis und Denkvermögen irgendwann erlöschen.

> Je mehr wir uns im Lauf unseres Lebens mit immer neuen Aufgaben und Ideen beschäftigen, desto weniger sind wir durch Alzheimer gefährdet

Stecken in meinen Genen gesundheitliche Gefahren?

Als um die Jahrtausendwende bekannt wurde, dass das menschliche Genom, also die Summe aller Gene, entziffert war, hat man das zu Recht als eine Revolution bezeichnet, als eine »Neue Ära der Genomik«. War es doch erst dadurch möglich geworden, in den drei Milliarden einzelner »Buchstaben« des gesamten Erbguts eines Menschen Stellen zu definieren, die im Vergleich zu den intakten Genen verändert, das heißt »mutiert« oder fehlerhaft schienen und bald auch bestimmten Krankheiten zugeordnet werden konnten.

Das klingt jetzt relativ einfach. In Wirklichkeit sind es hochkomplexe Abweichungen in den Gen-Strukturen, die meist nicht nur an einer Stelle, sondern erst in der Kombination mit anderen fehlerhaften Strukturen so etwas wie eine Blaupause für bestimmte Krankheiten darstellen.

Inzwischen ist man in der Zuordnung von genetischen Risiken zu besonderen Abschnitten des Genoms schon sehr viel weiter. Gleichzeitig wurde klar, dass die Möglichkeit, Anlage oder Neigung zu einer bestimmten Krankheit durch eine Genanalyse festzustellen, die Gesellschaft, die Ärzte, aber auch jeden einzelnen Menschen vor eine Reihe von Problemen stellt: Will ich wissen, was mir droht – oder will ich mich nicht mit einer solchen Erkenntnis belasten? Entscheidend ist zunächst die Frage: Gibt es für das befürchtete Risiko vorsorgliche Maßnahmen, die mich gesund erhalten können? Bzw. hat man für diese Krankheit gute Therapien? Wenn ja, dann wird man einer genetischen Untersuchung wohl eher zustimmen. Wenn nein, dann dürfte die Entscheidung wesentlich schwieriger sein.

Eine problematische Entscheidung

Das klassische Beispiel einer genetischen Erkrankung ist die *Chorea Huntington*, auch »Veitstanz« genannt, weil Betroffene im Lauf ihres Lebens durch den Abbau bestimmter Gehirnregionen die Kontrolle über ihre Muskeln verlieren und tanzähnliche unwillkürliche Bewegungen und Grimassen machen (von griechisch *chorea* = Tanz). Betroffen sind glücklicherweise nur zwei bis drei von 100.000 Menschen. Ein einziges defektes Gen auf dem Chromosom 4 ist dafür verantwortlich. Es vererbt sich auf die Kinder eines Kranken mit einer Wahrscheinlichkeit von 50 Prozent. Da es derzeit noch keine Heilung gibt, lauten in dieser Situation die existenziellen Fragen: Habe ich das Gen geerbt und werde ich deshalb mit Sicherheit krank – oder habe ich es nicht geerbt und bleibe mit Sicherheit gesund? Will ich das wissen? Muss ich das wissen?

Noch Fragen?

Ich kann also mein gesamtes Erbgut untersuchen lassen. Ist das sehr teuer?

Ja. Aber mit neuen biotechnischen Methoden glaubt man, den Preis dafür demnächst auf unter 1.000 Euro reduzieren zu können. Falls Sie aber nur ein bestimmtes Risiko überprüfen wollen, zum Beispiel das Vorhandensein von bekannten Brustkrebs-Genen wie BRCA1 oder BRCA2, dann genügt es, wenn man einen kleinen Teil des Genoms »sequenziert«, also untersucht. Gerade bei diesen Brustkrebs-Genen weiß man schon genau, wo man suchen

In nicht zu ferner Zukunft wird man bestimmte Fehler im Erbgut »reparieren« können

muss. Das Gleiche gilt für den Familiären Darmkrebs. Einfach so das gesamte Erbgut zu analysieren, kann viele Unsicherheiten und Ängste verursachen, weil man das Ergebnis noch nicht in allen Einzelheiten beurteilen kann.

Stimmt es, dass man inzwischen auch feststellen kann, ob eine bestimmte Krebsbehandlung, zum Beispiel eine Chemotherapie, Erfolg haben wird oder nicht?

Das stimmt. Wir können ja nicht nur unsere normalen Zellen gentechnisch untersuchen lassen, sondern auch Tumorzellen. Dabei haben wir gelernt, dass es bestimmte Eigenschaften dieser Zellen gibt, die darauf hinweisen, dass Chemotherapie keine gute Wirkung hätte, dass aber, beispielsweise, eine der neuen Immunbehandlungen große Chancen bietet, den Tumor zu besiegen. Auch das versteht man unter dem Begriff »Prävention«, was ja wörtlich »Zuvorkommen« heißt.

Es gibt übrigens ein Recht auf Nichtwissen!

Wissen hilft uns, gesund zu bleiben

Unsere Beziehungen zur Medizin und zu den Möglichkeiten, die uns das Gesundheitssystem anbietet, haben sich geändert. Noch vor kurzem war unser Arzt oft eine vertraute Bezugsperson, die uns Jahr um Jahr begleitete und sagte, was gut für uns war und was nicht. Eigene Kenntnisse vom Körper und von Krankheiten waren irgendwie nicht unbedingt nötig – wozu auch, man hatte ja jemanden, der einem alles genau und geduldig erklärte.

Natürlich gibt es sie auch heute noch – wunderbare ältere (und auch gar nicht so wenige jüngere) Hausärztinnen und Hausärzte, die uns, unsere körperlichen und seelischen Schwächen kennen, die Anteil nehmen an Familiendramen, und die uns verteidigen, nicht nur gegen Krankheiten, sondern auch gegen die Zumutungen eines immer kommerzieller agierenden Medizinsystems. Also wohl dem, der einen solchen Vertrauten an seiner Seite weiß. Alle anderen aber haben heute im Grunde wenig Chancen, sich zurechtzufinden im Dschungel verwirrend widersprüchlicher Informationen über gesundheitliche Risiken, drohende Krankheiten, über Diagnosen und Therapien, wie sie vor allem das Internet und die übrigen Medien bieten.

Sie werden hier, in diesem Buch, nicht alles darüber finden, was Ihre Gesundheit möglicherweise gefährdet und wie Sie Risiken begegnen können. Aber Sie sollten nach der Lektüre über ein solides Grundwissen verfügen, um den wichtigsten Gefährdungen die richtigen Maßnahmen entgegenzusetzen.

2

Es geht los:
Ihr großer Check-up!

Vielleicht denken Sie jetzt: Ich fühle mich doch prima und habe eigentlich keine Lust, mich mit düsteren Fakten über die Bedrohung meiner Gesundheit zu beschäftigen. – Einverstanden. Dann überspringen Sie dieses Kapitel und schlagen ein anderes auf, eines, das Ihrer Seelenlage besser entspricht. Etwa das über Grippe oder über die großartige Leistungsfähigkeit Ihrer Gehirnzellen. Für alle anderen aber kommt jetzt eine kleine Selbstbefragung, die Ihnen Aufschluss über eventuelle Gefährdungen geben soll.

Kein Zweifel, Gesundheit beginnt im Kopf. Das bedeutet, dass Sie sich zunächst einmal klarmachen sollten, welche Gehirnprogramme Ihr Leben derzeit steuern. Sie haben richtig gelesen – Programme! Denn unser Verhalten wird bestimmt von Gewohnheiten und Vorlieben, die wir mit der Zeit als zweckmäßig oder angenehm verinnerlicht haben und die wir mit Überzeugung verteidigen. Einige typische Programme:
»Radfahren-ist-mir-zu-mühsam-wozu-habe-ich-ein-Auto?« oder: »Mein-90-jähriger-Opa-hat-lebenslang-geraucht-dann-darf-ich-das-wohl-auch!«, »Gemüseputzen-ist-doch-doof«, »Sport-ist-Mord (hat schließlich schon Winston Churchill gesagt)«. Sehr beliebt: »In-meinem-Alter-noch-was-Neues-lernen?-Wozu-denn?«, »Klar-könnte-ich-abnehmen-will-ich-aber-nicht.«, »Fett-und-süß-ist-vielleicht-schädlich-aber-es-schmeckt-mir-eben-gut«. Und vor allem: »Lasst-mich-doch-in-Ruhe-warum-soll-ich-mich-ändern?«
Gerade dieses letzte Programm kann sich allerdings als ziemlich fatal herausstellen, und Sie müssen es vielleicht aufgeben oder mit einem anderen »überschreiben«. Darauf kommen wir später noch mal zurück.

Ein bisschen Ahnenforschung – oh weh!

Wenn wir wissen wollen, ob unsere Gesundheit gefährdet ist und wie wir eventuelle Gefahren abwenden können, dann sollten wir zunächst ein wenig in der Familienchronik forschen.

Schließlich ist die Basis unseres Lebens das, was wir von unseren Eltern geerbt haben, diese ca. 25.000 Gene, die sich in jeder Zelle unseres Körpers auf den Chromosomen befinden. Natürlich haben Umwelt und Lebensumstände, die epigenetischen Einflüsse, wie die Wissenschaft das nennt, auch eine große Bedeutung für unsere Gesundheit. Zunächst aber sollten Sie sich erkundigen, ob vielleicht bei Onkel Eduard oder Tante Isabell, also bei unmittelbar Verwandten, Probleme aufgetreten sind, die für Sie ein mögliches – mögliches! keineswegs sicheres! – Risiko bedeuten können. Gab es da zum Beispiel:

- **Herz-Kreislauf-Krankheiten,** besonders in jüngeren Jahren? Etwa einen Herzinfarkt? Einen Schlaganfall? Dann könnten Sie eine Gen-Konstellation geerbt haben, die Veränderungen der Arterien – Arteriosklerose – begünstigt, das heißt die Neigung zu hohem Blutdruck, zu erhöhtem Cholesterin im Blut. Dadurch wären über kurz oder lang all Ihre Organe gefährdet. Blutdruck und Blutfette kann man messen und normalisieren. Wenn Sie dann aber auch noch rauchen und ein Sportmuffel sind, unterstützen Sie die negativen Veranlagungen – mit traurigen Folgen für Ihre Blutgefäße und letztlich für Ihre Lebensqualität.
- Diabetes? Womöglich mit Spätfolgen wie Nieren- oder Augenkrankheiten oder Nervenschmerzen? Bei Patienten mit

Zuckerkrankheit kann man in vielen Fällen eine erbliche Belastung nachweisen. Wenn Mutter oder Vater, Onkel oder Tante zuckerkrank sind oder waren, sollten Sie vor allem versuchen, schlank zu bleiben. Denn Übergewicht und fehlende körperliche Aktivität begünstigen diese Krankheit.

- **Osteoporose?** Nehmen wir an, Ihre Großmama ist, bevor sie ein Pflegefall wurde, gestürzt und hat sich das Bein gebrochen, weil sie, wie es hieß, an morschen Knochen litt. Osteoporose, der Verlust von Knochenmasse, hat ebenfalls bestimmte genetische Ursachen, wenn auch Ernährung und Bewegungsmangel dabei eine ganz große Rolle spielen. In jedem Fall ist es eine Krankheit, die man verhindern kann. Und auch eine, die sich gut behandeln lässt, sofern sie rechtzeitig entdeckt wird.

- **Krebskrankheiten?** Vielleicht schon bei jüngeren Verwandten? Alles über bestimmte »Krebs-Gene« und andere Risikofaktoren erfahren Sie in Kapitel 9. Grundsätzlich aber beweisen neue wissenschaftliche Erkenntnisse, dass man sich bis zu einem gewissen Grad schützen kann – durch ausgewogene Ernährung, viel Bewegung, rechtzeitige Früherkennungs-Untersuchungen und das Vermeiden von Nikotin sowie zu starker Sonnenbestrahlung.

- **Migräne?** Selbst bei diesem oft so quälenden Leiden, das eine starke erbliche Komponente hat, ist es möglich, durch Veränderungen des Lebensstils hin zu einer größeren Gleichmäßigkeit und Strukturierung der Tage die Anfallshäufigkeit auch ohne Medikamente zu reduzieren.

- **Demenz – vielleicht Alzheimer?** Die Anzahl der Menschen, in deren Zellen eine direkte erbliche Veranlagung festgestellt werden kann und die damit hoch gefährdet sind, früh an Alzheimer zu erkranken, ist gottlob sehr gering. Inzwischen gibt es aber Hinweise, dass auch an anderen Abschnitten des Genoms (der Gesamtheit der Gene) eine gewisse Gefährdung nachzuweisen ist. Gleichzeitig hat die Forschung allerdings viele neue Informationen über Schutzmechanismen gegen die Krankheit geliefert. Sie bieten Menschen, deren Angehörige an Demenz leiden oder litten, die Möglichkeit, die Gefahr einer eigenen Erkrankung abzuwenden oder zumindest zeitlich aufzuschieben. – Lauter wichtige Maßnahmen, solange es noch keine Impfung gegen Alzheimer gibt. (Mehr dazu in Kapitel 11.)

- **Asthma und andere allergische Krankheiten?** Leider wird die Überempfindlichkeit des Immunsystems, die sogenannte Atopie, oft weitervererbt. Kinder von Eltern, die sich beide mit Pollenallergie oder anderen allergischen Zuständen herumplagen müssen, haben ein deutlich höheres Risiko, ebenfalls auf Dinge zu reagieren, die einem normalen Immunsystem nichts ausmachen.

Wenn man mit einer derartigen Belastung auch noch raucht oder in einer Umgebung mit hoher Feinstaubbelastung lebt, kann es kritisch werden.

Noch vor wenigen Jahren hätte man die meisten dieser Leiden als »schicksalhaft« bezeichnet. Inzwischen weiß die Medizin, dass wir keine »Sklaven unserer Gene« sind, sondern viele Möglichkeiten haben, Gefahren zu erkennen und entsprechend zu handeln. Hadern Sie also nicht mit Ihren Vorfahren, sondern notieren Sie alle Informationen, die Sie herausfinden. Wir kommen später darauf zurück.

Wir sind nicht Sklaven unserer Gene

Und nun zu Ihnen selbst.

Was bin ich?
Was sind meine Schwachstellen?

Fangen wir mit dem Alter an. Ziemlich unfair, ich weiß. Schließlich hilft nichts gegen das eigene Geburtsdatum. Leider werden mit dem Alter die Zellen müder, ihre Regenerationsfähigkeit wird schwächer, ihre Neigung, sich fehlerhaft zu teilen, größer, der Blutdruck höher und die Abwehrkraft des Körpers insgesamt geringer.

Altwerden ist keine Krankheit

Dennoch: Alter ist keine Krankheit. Wenn wir diese Zeit genießen wollen, statt sie in Arztpraxen und Krankenhäusern zu verbringen; wenn wir in den zwanzig oder mehr Jahren, in denen wir nicht mehr jung, aber längst noch nicht hinfällig sind, »erfolgreich« altern wollen, dann müssen wir etwas für uns tun. Also ist **Risiko Nr. 1: das Alter.**

Die nächste Frage betrifft Ihre medizinische Vorgeschichte. Ärzte nennen sie Anamnese. Schwere Krankheiten? Vielleicht solche, die bleibende Spuren hinterlassen haben, zum Beispiel eine Leukämie im Kindesalter oder womöglich ein Herzinfarkt?

Mit all diesen und vielen anderen Erkrankungen kann man uralt werden, aber zweifellos haben sie den Körper in Mitleidenschaft gezogen und Veränderungen verursacht, auf die Sie heute besonders achten müssen. Deshalb: **Risiko Nr. 2: vorgeschädigte Strukturen im Körper.**

Kommen wir zu Ihrem jetzigen Leben. Sie fühlen sich ganz prima, sind vergnügt und leistungsfähig? Wie schön. Aber wie wird das in Zukunft sein?

Wie viele Stunden pro Woche verbringen Sie körperlich aktiv? Also mit Sport oder – je nach Alter und Fitness – mit Schwimmen, Wandern oder wenigstens Spazierengehen? Zwei Stunden? – Zu wenig. Vier Stunden? – Schon besser. Übrigens: Gartenarbeit bedeutet zwar auch Bewegung an frischer Luft, ist aber meistens zu statisch, als dass wir sie hier anrechnen könnten. Wer jetzt behauptet, »absolut keine Zeit« für regelmäßige körperliche Aktivität aufbringen zu können, der – oder die – hat ein hohes **Risiko Nr. 3: zu wenig Bewegung.**

Unsere Ernährung ist bekanntermaßen wichtig. Nein, falsch. Ernährung ist ganz außerordentlich wichtig. Das wissen Sie selbstverständlich. Und Sie wissen auch, dass die beste Ernährung die ist, die nicht zu viele Kalorien, nicht zu viel Fett, vor allem tierisches Fett, und nicht zu viel Zucker enthält. Dafür viel vitaminreiches Gemüse, Obst und Vollkornprodukte, natürlich auch Fisch und Fleisch, aber Letzteres in Maßen. Das bedeutet im Grunde das Aus für jede Art von Industrienahrung. Und es bedeutet die Notwendigkeit, selbst zu kochen oder da zu essen, wo mit natürlichen Zutaten gekocht wird.

Sie meinen, das sei heutzutage schwierig? Finde ich nicht. Man muss allerdings die Familie, vor allem Kinder, hartnäckig und geduldig so lange trainieren, bis auch ihnen Junk-Food nicht mehr schmeckt. Das schaffen Sie nicht? Denn Fertiggerichte sind doch so praktisch? Dann haben Sie ein beträchtliches **Risiko Nr. 4: falsche Ernährung.**

Der nächste Punkt betrifft den Schlaf. Wir können selbstverständlich nicht mehr so lange, friedlich und tief schlafen, wie wir das als Kinder taten. Aber sieben bis acht Stunden sollten es schon sein, in einem möglichst ruhigen und gut gelüfteten

Raum. Wem das nicht gelingt, wer sich womöglich an Tabletten gewöhnt hat, um ein- oder durchschlafen zu können, der hat **Risiko Nr. 5: Schlafstörungen.**

Wie steht es mit Ihrem Gewicht? Zwar hat sich herausgestellt, dass ein geringes Übergewicht nicht schadet und dass Sie damit sehr alt werden können. Aber wenn Sie einen Body-Mass-Index (BMI) von über 30 haben, dann wird es kritisch. Den Index können Sie übrigens leicht berechnen: Körpergewicht (in Kilogramm) geteilt durch das Quadrat der Körpergröße (in Meter). Oder Sie holen sich eine Tabelle in der Apotheke.

Es geht nicht um Ihr Äußeres, um Ihr Selbstbewusstsein oder um gesellschaftliche Normen. Auch wenn man diese Aspekte nicht unterschätzen sollte. Es geht ganz eindeutig um Ihr künftiges körperliches Wohlbefinden. Übergewicht begünstigt Herz-Kreislauf-Krankheiten, Diabetes, vor allem Knie- und Hüftprobleme und sogar Krebserkrankungen. Deshalb lautet Risiko **Nr. 6: Übergewicht.**

Häufige Ursache nicht nur von Schlafstörungen, sondern von allgemeinen Gesundheitsproblemen ist Stress. Stress nicht als zeitlich begrenzte Belastung in Beruf oder Familie, von der man weiß, dass man sie bewältigen kann, sondern Dauerstress: das berühmte Hamsterrad, die Alltagsüberlastung, die mit ständiger Versagensangst und dem Gefühl der Ohnmacht einhergeht und von der man weiß, dass sie nicht aufhören wird, und gegen die man im Grunde keine Chance hat.

Diese Art von Stress ist ein hochgefährlicher Krankheitsfaktor. Wenn er auf Sie zutrifft, dann haben Sie **Risiko Nr. 7: Überlastungs-Syndrom.**

In gleicher Weise gefährlich sind andere psychische Probleme, zum Beispiel Depressionen und Angststörungen. Vor allem Depressionen werden oft nicht oder erst sehr spät erkannt. Den Verlust von Lebensfreude, die dunklen Gedanken, die Antriebslosigkeit, die Unfähigkeit, negative Lebensumstände aktiv zu verändern – all das deuten Betroffene oft als »Schwäche« und »Versagen« statt als Symptome einer seelischen Erkrankung.

Gefährlich: seelische Störungen!

Da die Seele den Körper stark beeinflusst – und umgekehrt – sind psychische Probleme eine echte Gefährdung und dadurch **Risiko Nr. 8: kranke Seele.**

Zum Schluss noch eine Frage: Rauchen Sie etwa? Immer noch? (Andere Abhängigkeiten will ich gar nicht erwähnen.) Über die negativen Auswirkungen von Nikotin brauche ich Sie nicht aufzuklären; darüber wissen Sie ohnehin Bescheid. Also ist **Risiko Nr. 9: Rauchen.**

Es reicht! Was ist denn mit meinen guten Eigenschaften? Mit meiner Lebenslust, meiner Liebe zur Natur, zur Familie? Mit meiner Hilfsbereitschaft, meiner Großzügigkeit, meinen vielen Interessen, meiner Freude an der Arbeit? Zählt denn das alles gar nicht?

Doch, natürlich zählt das auch. Gerade Ihre positive Einstellung zum Leben ist ein gutes Fundament für seelische und körperliche Gesundheit. Doch seien Sie jetzt bitte ehrlich und überprüfen Sie noch einmal Ihre Familiengeschichte und fragen Sie sich, wie viele und welche Schwachpunkte Ihre Gesundheit künftig belasten könnten. Und schalten Sie nicht gleich innerlich ab, wenn Sie im nächsten Kapitel Vorschläge lesen zu den vielen Möglichkeiten, ein gesünderes Leben zu führen.

3

Die Grundlagen der Vorsorge

Wie gut kennen Sie Ihren Körper? Wissen Sie in etwa Bescheid über Herz, Lunge, Gehirn und all die anderen Organe, und darüber, was diese Tag und Nacht leisten? Wahrscheinlich nicht. Kein Wunder: Wir lernen in der Schule viel zu wenig darüber. Ich erinnere mich, dass ich seinerzeit in meiner Praxis Patienten – und zwar egal, ob Professoren oder Hauptschulabgängern – immer mal wieder erklären musste, wo sich eigentlich ihre Leber oder ihre Prostata befinden und warum der Mensch sie braucht. Zu wissen, wie der eigene Körper funktioniert, wäre sicher wichtig. Noch wichtiger aber ist es, ein Gefühl dafür zu entwickeln, was ihm guttut und was nicht. Selbstverständlich zieht man trockene Sachen an, wenn man patschnass und fröstelnd aus dem Regen kommt. Und dass man sich nicht stundenlang in die pralle Sonne legen, sondern rechtzeitig vor Sonnenbrand und Sonnenstich schützen soll, hat sich inzwischen herumgesprochen. Aber auf anderen Gebieten ist die Einsicht, was uns nützt und vor Krankheiten bewahrt, doch sehr lückenhaft. Das gilt leider auch für die Ernährung.

Richtige Ernährung

Wir leben, daran besteht kein Zweifel, fast wie im Schlaraffenland. In jedem Supermarkt türmen sich Äpfel, Birnen, Orangen und Bananen auf den Verkaufstischen, leuchten frische Gemüse in den Regalen, warten eine Fülle von Brotsorten, Teigwaren und Hülsenfrüchte, Hühner, Fische, Joghurt, Käse und andere Milchprodukte, Oliven-, Raps- und Sonnenblumenöle darauf, dass man aus all diesen Herrlichkeiten köstliche Mahlzeiten zubereitet.

Und was tun wir? Wir gehen in die Abteilung »Fertiggerichte« und lassen uns von den bunten Verpackungen der Fertigsuppen, -pizzas und -puddings, von Limonaden, Keksen, Chips und Fritten, mit einem Wort: von Industrienahrung locken. Das Kleingedruckte auf den Packungen ist ohnehin nur schwer zu lesen, und so ignorieren wir, dass praktisch alle diese Esswaren zu viel Fett, zu viel Zucker oder Salz – oft auch beides –, dazu eine heftige Menge Chemie in Form von Konservierungsstoffen, Verdickungsmitteln, künstlichen Aromen und Geschmacksverstärkern aufweisen. Dass wir unser Immunsystem mit diesen Fremdstoffen belasten und diese Art von Nahrung arm an Vitaminen und Nährstoffen, dafür überreich an Kalorien ist, merken wir meist erst dann, wenn wir auf die Waage steigen und sehen, dass wir schon wieder zugenommen haben.

Vorgefertigte Lebensmittel sollten längst besser gekennzeichnet sein, vor allem bezüglich ihres Fett-, Zucker- und Kaloriengehalts

Ich weiß, wir werden den Siegeszug von Industrienahrung und Fast Food nicht aufhalten. Aber gönnen wenigstens Sie Ihrem Körper die Wohltat und die so wichtige Unterstützung durch eine ausgewogene, vitamin- und mineralstoffreiche, liebevoll zubereitete Nahrung – zu Ihrem Vergnügen und als Vorbeugung gegen Alterskrankheiten!

Gesunde Ernährung – was heißt das eigentlich?

Die Meinung der Experten stimmt nicht immer überein. Aber bei den folgenden Empfehlungen herrscht Einigkeit:

- Frische Produkte, möglichst schonend zubereitet
- Viele Vitamine und Ballaststoffe, also Gemüse, Salate und Obst
- Viele Getreideprodukte, möglichst aus vollem Korn, Reis und Hülsenfrüchte
- Wenig »rotes« Fleisch (Schwein, Rind, Lamm), mehr Fisch und Geflügel
- Wenig verarbeitetes Fleisch wie Räucherwaren, Wurst etc.
- Wenig tierische Fette wie Speck, Schmalz, Butter, Sahne, vollfetten Käse (Ausnahme: fetter Fisch, z. B. Lachs oder Makrelen)
- Wenig Zucker, Kuchen, Torten, Schokolade und andere Süßigkeiten
- Wenig Alkohol (nicht mehr als ein bis zwei Gläser Wein oder ein halber Liter Bier pro Tag)
- Kaffee, schwarzer Tee in Maßen, sonst kalorienfreie Getränke wie (Mineral-)Wasser oder Kräutertees; keine zuckerhaltigen Limonaden und Colas; reine Obstsäfte nur mit Wasser verdünnt.

Selbstverständlich können Sie Ihre Mahlzeiten völlig individuell gestalten, wobei es wichtig ist, dass Sie oder jemand in der Familie tatsächlich regelmäßig kocht. Als Beispiel einer optimalen Ernährung, die vor allem hohen Blutdruck, Diabetes, Herz- und Gefäßkrankheiten verhindern hilft, gilt die Mediterrane oder Mittelmeer-Küche, auch »Mittelmeer-Diät« genannt. Es handelt sich aber nicht um eine Diät, sondern um Ernährungsvorschläge, die mühelos umzusetzen sind und nichts, aber auch gar nichts mit Entbehrung oder gar Fasten zu tun haben. Es ist

Essen Sie möglichst Gemüse und Früchte der Saison. Sie sind billiger und enthalten mehr Vitamine

einfach eine leichte, aber vitamin- und ballaststoffreiche Küche, die auf der Basis von Produkten aus sonnenbegünstigten Feldern, Gärten, den Olivenhainen und dem Meer entstanden ist. Und: Die Mahlzeiten sollen frisch und aus hochwertigen Zutaten bereitet werden.

Eine groß angelegte neuere Studie aus Spanien (PREDIMED-Studie) hat – wieder einmal – bewiesen, dass eine solche Ernährungsweise die Zahl der Herzinfarkte und Schlaganfälle deutlich reduziert.

Geld, das wir für gesundes, hochwertiges Essen ausgeben, ist gut angelegt

Noch Fragen?

Was halten Sie von vegetarischer Ernährung?

Sehr viel. Die Kombination von abwechslungsreicher Pflanzenkost und tierischen Produkten wie Eiern, Milch, Käse oder Honig enthält im Allgemeinen alle Nährstoffe, die ein Erwachsener braucht. Vegetariern fällt es meist auch leichter, ihr Normalgewicht zu halten.

Und was ist mit veganer Kost?

Der völlige Verzicht auf tierische Produkte wird von Experten als ziemlich problematisch angesehen. Es geht dabei um mögliche Störungen der Blutbildung und bestimmter Zellfunktionen sowie um neurologische Ausfälle, die alle durch einen Mangel an Vitamin B 12 verursacht werden. B 12 kommt fast nur in Nahrungsmitteln tierischen Ursprungs vor. Kinder und Schwangere sollten sich deshalb grundsätzlich nicht vegan ernähren; bei Frauen mit monatlicher Menstruation kann es zu Anämie, also zur Blutarmut kommen. Im Prinzip rät man allen Leuten, die sich streng vegan ernähren, regelmäßig Vitamin B 12-Präparate einzunehmen, zusätzlich Riboflavin (Vitamin B 2), Vitamin D sowie Kalzium, Eisen, Jod, Zink und

Selen. Kluge Veganer wissen darüber hinaus, wie sie ihren Speiseplan gestalten müssen, um nicht durch einen Eiweißmangel krank zu werden.

Ist Übergewicht wirklich gefährlich für die Gesundheit?
Alles Wissenswerte darüber erfahren Sie in Kapitel 6, ab Seite 81.

Bewegung, Bewegung, Bewegung!

Ich muss Sie warnen: Die Aufforderung zu körperlicher Aktivität werden Sie noch öfter in diesem Buch lesen!

»Körperliche Aktivität – gerade jenseits des 40. Lebensjahrs – ist das A und O zur Vorbeugung von Krankheiten und weniger, ob man sich vegetarisch oder zuckerfrei ernährt (…). Viele Menschen haben gar keine Vorstellung, was sie überhaupt noch alles schaffen können. Und die Erfahrung zeigt, dass ein konsequentes Bewegungsprogramm innerhalb von nur zehn Wochen dramatisch positive Effekte hat.« Das schreibt Professor Dr. Martin Halle, Leitender Direktor am Zentrum für Prävention und Sportmedizin an der Technischen Universität München.[*] Er hat Recht. Schließlich gibt es unendlich viele Beweise dafür, dass schon ein sehr gemäßigtes Sportprogramm erstaunliche Erfolge zeitigt, gerade in der Prävention von chronischen Erkrankungen, also von Diabetes, Herz-Kreislauf-Problemen, neurologischen Störungen wie Demenz, Alzheimer oder Parkinson sowie Brust- und Darm-

---

[*] Die ZEIT, »Gesundheit & Volkskrankheiten«, in/pact mediaverlag, Juli 2016

krebs. Noch einmal Dr. Halle: »Wenn man jeden Tag spazieren geht, wird das Herzinfarkt-Risiko womöglich um 80 Prozent gesenkt.«

Sport – Ihren Muskeln zuliebe

Überlegen Sie bitte: Wie sollen Ihre Beine und Ihr Rücken kräftig bleiben, wenn Sie sich hauptsächlich zwischen Balkon und Bett bewegen? Und wie wollen Sie verhindern, dass Ihre Arme und Schultern schlapp und schwach werden, wenn alles, was Sie heben und tragen, der Staubsauger oder ein Suppentopf ist? Muskeln sind etwas Fabelhaftes. Sie lassen sich zu ungeahnter Kraft trainieren, sie erlauben uns, geschmeidig zu laufen, zu tanzen und zu schwimmen und sie sind der beste Schutz für unsere Gelenke. Wenn sie allerdings nicht ständig gefordert werden, »welken« sie dahin und es ist bald aus mit ihrer Kraft. Damit aber droht der Schrecken aller älteren Menschen: Gebrechlichkeit.

Schon 30 Minuten Spazierengehen pro Tag beugt Alterskrankheiten vor

Bis vor kurzem haben uns die Sportmediziner vor allem ein sogenanntes Ausdauertraining empfohlen, etwa Nordic Walking, Laufen, Radfahren oder – für Ältere – Spazierengehen. Inzwischen fordern sie uns auch zu (gemäßigtem) Kraftsport auf, weil dadurch nicht nur die allgemeine Muskelkraft zunimmt, sondern das Risiko von Stürzen gerade im Alter deutlich sinkt. Wichtig sind bei jeder Art von Sport auch Atem- und Entspannungsübungen, zum Beispiel die *Progressive Muskelrelaxation nach Jacobson*. All das lernen Sie bei einem Physiotherapeuten oder in einem guten

Selbst 90-Jährige können sich durch gemäßigten Kraftsport vor Stürzen und Knochenbrüchen schützen

Fitnessstudio. Aber, das gilt vor allem für Ältere, lassen Sie sich vorher von Ihrem Arzt beraten, welcher Sport und welche Übungen für Sie geeignet sind.

Schluss mit dem Rauchen!

Sehr lange hat es die Tabakindustrie geschafft, den Leuten einzureden, dass Rauchen vielleicht nicht ganz harmlos, aber keineswegs so schädlich sei, wie die Ärzte behaupten. Ihre intensive, mit Millionen Euros und Dollars unterstützte Lobbyarbeit hat aber letzten Endes nichts genützt. Zu überzeugend sind die Beweise, dass Rauchen extrem gefährliche Folgen für den ganzen Körper hat, vor allem aber für Herz und Gehirn.

Vielleicht haben Sie kürzlich einen alten Film angeschaut. Man fasst es nicht – alle, alle rauchen da, und zwar in jeder Lebenslage. Das geht heute gottlob nicht mehr. (Ich habe damals mit 14 Jahren angefangen, aber mit 15 wieder – und für immer – aufgehört. Glück gehabt.) Schon die Verbannung der Zigaretten aus dem öffentlichen Raum hat in den USA bewirkt, dass die Zahl der Herzerkrankungen, der Lungen- und Blasenkrebsfälle deutlich – wirklich deutlich! – zurückgegangen ist. Nun versucht es die Industrie mit der E-Zigarette, der »elektrischen Zigarette«, bei der das Nikotin in einer Flüssigkeit gelöst ist.

Sicher, der Qualm aus über 3.000 schädlichen Teer- und anderen Verbrennungsprodukten, die in der üblichen Zigarette mit dem Tabakrauch eingeatmet werden, bleibt den Nikotinabhängigen und ihrer Umgebung dabei erspart. In einer E-Zigarette wird das Nikotin zusammen mit der Trägerflüssigkeit bei jedem Zug erhitzt und man atmet dann Nikotindampf statt -rauch ein. Zunächst dachte man, dies sei eine prima Idee, auch als Übergangslösung für Raucher, die aufhören wollen, mit den Entzugserscheinungen aber nicht zurechtkommen. Tatsächlich ist die Zahl derjenigen, die den Ausstieg mithilfe dieser Ersatzzigarette auf Dauer schaffen, deutlich gestiegen. Leider, leider aber wurden inzwischen mit dem Siegeszug der neuen Technik ernüchternde Informationen bekannt. Das Einatmen der Lösungsflüssigkeiten und der vielen Aromen, mit denen die Hersteller den Dampf parfümieren (gerne auch Erdbeer- oder Gummibärchengeschmack für Kinder und Jugendliche, die so möglichst früh an Nikotin gewöhnt werden sollen), stellte sich als keineswegs so harmlos dar, wie man zunächst glaubte. Die chemischen Substanzen – das *Propylenglykol* und das der Verdampferflüssigkeit plus die vielen Zusatzstoffe – können nämlich schwere Entzündungen in den Lungenbläschen verursachen. Zudem bleibt die Nikotinabhängigkeit bestehen.

Über die Möglichkeiten, sich aus der Sucht zu befreien und tatsächlich abstinent zu bleiben, sind Bibliotheken von Büchern geschrieben worden. Am einfachsten scheint es mit der Schlusspunkt-Methode zu gehen.

Die Schlusspunkt-Methode

Von heute auf morgen keine einzige Zigarette mehr? Das ist sicher die beste Art, um aufzuhören. Aber um erfolgreich zu sein, sollten Sie dazu Folgendes wissen:

Ihre Gehirnzellen, genauer: die Rezeptoren, an denen die Botenstoffe andocken und so die Kommunikation untereinander – also auch das Denken – ermöglichen, haben sich schon nach wenigen Wochen Zigarettenrauchen verändert. Um auf die wichtigen Verbindungsstoffe wie *Dopamin* oder *Serotonin* zu reagieren, sind sie jetzt auf Nikotin angewiesen. Das bedeutet, dass Sie wahrscheinlich nach dem abrupten Aufhören nicht nur ein höllisch starkes Verlangen (Craving) nach einer Zigarette bekommen, sondern außerdem noch das beängstigende Gefühl, nicht mehr klar denken zu können. Eine einzige Zigarette würde Sie von diesem Gefühl befreien – und genau diese eine Zigarette dürfen Sie nicht rauchen, weil Sie sonst gleich wieder voll drin sind in der Abhängigkeit. Schaffen Sie es, diesem Verlangen zu widerstehen, dann programmieren sich Ihre Gehirnzellen relativ schnell um. Nach etwa 14 Tagen können Sie schon wieder vernünftige Gedanken fassen. Auch solche, die sich nicht nur um Zigaretten drehen … Allerdings bleibt die Lust, das Verlangen nach Nikotin, das Suchtgedächtnis noch lange, oft länger als ein halbes Jahr bestehen. Das fordert Ihre ganze Willenskraft. Aber die haben Sie doch, oder?

Geben Sie nicht auf! Oft braucht man zwei oder mehr Anläufe, um von Zigaretten auf Dauer loszukommen!

Sie haben es schon zweimal versucht? Und sind jedes Mal rückfällig geworden? Macht nichts. Das nächste oder übernächste Mal wird es Ihnen bestimmt gelingen. Die meisten Menschen, die mit dem Rauchen aufgehört haben, brauchten dazu zwei oder drei Anläufe.

Gesunder Schlaf

Wie viel Schlaf brauchen wir eigentlich? Sieben Stunden? Acht? Oder tun es auch fünf oder sechs? Die Wissenschaft ist sich darüber noch keineswegs im Klaren. Sie hat sich allerdings darauf geeinigt, dass es Menschen gibt, deren Schlafbedürfnis mit sechs Stunden völlig befriedigt ist und die den folgenden Tag frisch und ohne Müdigkeitsattacken erleben. Andere hingegen sind selbst nach acht oder neun Stunden am Morgen noch »gerädert« und unausgeschlafen. Nicht die Dauer des Schlafs, heißt es deshalb, sondern die Qualität der nächtlichen Ruhe macht den Unterschied.

Warum wir überhaupt Schlaf brauchen

Unser Körper benötigt die nächtliche Erholung. Vor allem das Immunsystem, Herz und Blutbildung werden im Schlaf gestärkt. Aber noch viel mehr braucht unser Gehirn die Zeit, in der keine neuen Informationen ankommen, um gründlich Ordnung zu schaffen. Alle Eindrücke des Tages werden sortiert – die einen in die »Vergessens-Schublade« gesteckt, wo sie gelöscht werden, die anderen zunächst aufbewahrt und die wichtigsten sofort ins Langzeitgedächtnis überführt. Gleichzeitig versucht das Gehirn, in diesem Gedächtnis eine logische Verknüpfung der neuen Informationen mit dem früher gespeicherten Wissen vorzunehmen. Wenn wir kurz vor dem Schlafengehen etwas Bestimmtes lernen, dann behalten wir das nicht nur besser, als wenn wir es am Morgen versuchen; die nächtlichen Säuberungs- und Ordnungsaktionen helfen uns darüber hinaus, Gelerntes in unser Weltbild zu integrieren. Wie allerdings unsere oft wilden Traumbilder zustande kommen, ist immer noch nicht schlüssig geklärt. Fest steht aber, dass wir uns auf diese Weise von geheimen Ängsten zu befreien suchen. Wie wichtig die Ordnungstätigkeit des Gehirns ist, erkennt man daran, dass mehrtägiger Schlafentzug zu Panik führt, dann wird der Mensch verwirrt und schließlich verrückt.

Die Wunderwelt des Schlafs

Das Bewusstsein durchläuft vom Moment des Einschlafens bis zum morgendlichen Erwachen eine Berg- und Talfahrt: Nach den Tiefschlafphasen der ersten zwei Stunden (wobei es offenbar egal ist, ob wir vor oder nach Mitternacht einschlafen) geht es hinauf in die Bereiche des REM- oder Traumschlafs (REM = Rapid Eye Movements = schnelle Augenbewegungen, die während des Traums hinter den geschlossenen Lidern stattfinden), in dem Gedanken und Sinneseindrücke des Tages zu Träumen verknüpft werden, während der Körper völlig entspannt ist. Dann taucht das Bewusstsein wieder hinunter in die Bereiche der tiefsten Ruhe, bevor es in den Traumbezirk zurückkehrt, und so fort, durchschnittlich fünf- oder sechsmal bis zum Morgen.

Die Qual der wachen Nächte

10 bis 15 Prozent aller Erwachsenen in Deutschland leiden unter Schlafstörungen. Die Ursachen sind sehr unterschiedlich. Sie reichen von ungünstigen Schlafbedingungen (Lärm, Heizung zu hoch gestellt, Brösel im Bett, zu spätes, schweres Essen, Horrorfilm im Fernsehen etc.) über Depressionen oder aktuelle Sorgen bis zu bestimmten Krankheiten: Schilddrüsen-Überfunktion, Schlaf-Apnoe-Syndrom (wo es zu häufigen Atemaussetzern und dadurch zu Sauerstoffmangel kommt), Asthma, Restless-Leg-Syndrom (bei dem in Ruhe die Beine zu zucken beginnen) oder Probleme mit der Harnblase. Aber auch bestimmte Medikamente wie Kortison oder einige Antidepressiva sowie zu viel Alkohol verhindern das Ein- oder Durchschlafen. Wenn durch Verbesserung der äußeren Bedingungen kein ausreichender Schlaf erreicht wird, sollten Betroffene in einem Schlaflabor die Gründe untersuchen und sich entsprechend behandeln lassen. »Schlafstörungen muss man sehr ernst nehmen«, sagen die Experten, »sie sind Warnsignale der Körpers.«

Zu wenig Schlaf macht dick, weil als Folge das appetitanregende Hormon Ghrelin vermehrt ausgeschüttet wird

Zu wenig Schlaf macht krank, weil sich das Immunsystem zu wenig regenerieren kann

Noch Fragen?
Sind denn alle Schlafmittel gefährlich?

Die Gefahr chemischer Schlafmittel besteht vor allem darin, dass man sich nach kürzester Zeit an sie gewöhnt hat und dann überhaupt nicht mehr ohne sie schlafen kann. Außerdem haben diese Substanzen eine lange Verweildauer im Körper – besonders bei älteren Menschen –, sodass diese am nächs-

Nützliches Hausmittel gegen Einschlaf- störungen: warme Milch mit Honig

ten Tag beim Aufstehen oft noch schwindelig sind, womöglich stürzen und sich etwas brechen. Pflanzliche Mittel auf der Basis von Baldrian, Hopfen oder Passionsblume sind hingegen harmlos.

Was kann ich denn tun, wenn ich in der Nacht ständig ins Grübeln komme und Stunden brauche, um wieder einzuschlafen? Es hat sich herausgestellt, dass Psychologen in so einem Fall mit Kognitiver Verhaltenstherapie sehr gute Erfolge erzielen. Dabei lernen Sie, Ihre schwarzen Gedanken auszuschalten. Auch andere Entspannungsmethoden wie Autogenes Training, die man z. B. in Kursen der Volkshochschulen lernen kann, haben sich als hilfreich erwiesen.

Ärztliche Vorsorge und Früherkennung

Sie brauchen einen guten, verantwortungsbewussten Hausarzt. Einen, dem es wichtig ist, dass Sie gesund bleiben und möglichst wenige Risiken mit sich herumschleppen. Dem es nichts ausmacht, Ihnen zum zweiten oder auch zum dritten Mal zu erklären, warum es so wichtig ist, Ihren Blutdruck optimal einzustellen. Der Ihnen Mut macht, wenn es mit dem Verzicht auf die Zigaretten wieder einmal nicht geklappt hat, der sich Zeit nimmt, um herauszufinden, ob es Krebs in der Familie gab, und der nicht sauer ist, wenn Sie ihn mit medizinischen Informationen aus dem Internet konfrontieren, die seinen Ansichten widersprechen (und die sich dann ohnehin meist als Unsinn herausstellen).

Unser Gesundheitssystem hat ganz klare Regeln vorgegeben, wann bestimmte Vorsorgeuntersuchungen gemacht werden sollen. (Sie finden sie alle im Anhang ab Seite 226.) Herz-Kreislauf-Kontrollen, früheste Anzeichen von Diabetes und anderen Stoffwechselkrankheiten, Krebs-Früherkennung und – im Fall von Darmkrebs und Krebs des Gebärmutterhalses – präventive Maßnahmen, die die Entstehung von Krebs sogar verhindern können. Das heißt, die Bereitschaft des medizinischen Systems, Sie rechtzeitig vor den typischen Volkskrankheiten zu schützen, ist vorhanden. Allerdings müssen Sie diese Chancen auch wahrnehmen und sich um die entsprechenden Untersuchungen kümmern. Frauen haben da meist weniger Probleme. Anders die Männer. Selbst die intelligenten. Wenn es nicht gerade um ihre sexuellen Fähigkeiten geht, ist das Interesse an medizinischer Vorsorge oft nur minimal. Das sollte sich ändern.

Vorsorge beginnt in der Kindheit

Dieser Abschnitt geht Sie, liebe Leser, etwas an, wenn Sie Eltern oder Großeltern sind. Sie alle wissen, dass mit vielen unserer Kinder etwas nicht stimmt. Sie sind zu dick, die Unterentwicklung ihrer motorischen Fähigkeiten ist besorgniserregend, ihre körperliche Koordination oft erschreckend schlecht. Sie können kaum geradeaus laufen, von Purzelbaum schlagen ganz zu schweigen, und beim 100-Meter-Lauf geht manchen schon nach zehn Metern die Puste aus. Sie sind dadurch Außenseiter, verspottet von Gleichaltrigen, ihre Seelen schon frühzeitig verletzt, ihr Selbstbewusstsein bei Null – ein trauriger Start ins Leben, der sie auch als Erwachsene noch belasten wird, oft verschlimmert durch früh auftretende Krankheiten wie Diabetes oder Herzprobleme.

Sind solche Kinder und Jugendliche Wohlstandsopfer? Oder sind sie nicht viel mehr Opfer einer Gesellschaft, die zu wenig nachdenkt? Die zulässt, dass sich riesige Werbekampagnen für scheußliche Süßigkeiten gezielt an die Kleinen richten (Skandinavien hat dies längst verboten!), die keine Mittel bereitstellt, um die Eltern – oft Alleinerziehende oder solche aus prekären sozialen Schichten – intensiv aufzuklären und ihnen zu helfen, ihre Kinder gesund zu ernähren und rechtzeitig körperlich fit zu machen. So bleibt es Ihnen, den Eltern und vielleicht auch den Großeltern, überlassen, sich darum zu kümmern, dass Ihre Kinder und Enkel gesund aufwachsen und sich altersgerecht entwickeln.

Häufiges Kopf- und Bauchweh sind bei Kindern oft Signale einer verletzten Seele

Die wesentlichen Komponenten sind auch hier richtige Ernährung, körperliche Aktivität und dazu: Stärkung des Selbstbewusstseins.

Die Prägung des Geschmacksinns

Was Kinder einmal als »gut« und »wohlschmeckend« empfinden werden, entscheidet sich in der allerersten Zeit – nämlich dann, wenn sie keine Muttermilch, sondern nach und nach normales Essen bekommen. So, wie sie ein Archiv von Bildern in ihren Köpfchen anlegen, aus dem mit der Zeit ein »Bild der Welt« entsteht; so, wie sie Geräusche einordnen lernen und mit den Bildern verbinden, so ordnen sie auch Geschmackserlebnisse ein: Kleinkinder, die von Anfang an Gemüse, wenig Zucker, keine gesüßten Joghurts oder Limonaden erhalten, werden auch später Gemüse, Salate und natürliches Obst vorziehen. Wenn Eltern aber – oft in bester Absicht – immer noch einen Löffel Zucker auf den Brei streuen und zulassen, dass ihr Kleiner fette Süßigkeiten und jede Menge Bonbons – womöglich als Belohnung! – erhält, sollten sie sich nicht wundern, wenn er später bei gesundem Essen den Mund verzieht und sich heimlich Nussschnecken und Cola besorgt, weil ihm sein Geschmackszentrum diktiert: süß + fett = gut! Und wenn aus dem normalgewichtigen Baby dann ein dickes Kind wird.

Die zweite große Gefahr für Kinder ist der zunehmende Bewegungsmangel. Zur Schule im Bus oder in Mamas Auto (»Radfahren ist zu gefährlich«), in der Schule stundenlang sitzen, der Sportunterricht fällt viel zu oft aus, danach beim Essen sitzen und dann wieder bei Handy-Spielen oder vor dem Computer. Statt endlich rauszugehen und auf dem Sportplatz mit den Freunden Fußball zu spielen. (Ein kleiner, sehr kleiner Lichtblick sind die neuesten *Pokémon Go* Smartphone-Spiele, die die Kinder wenigstens zwingen, die Jagd nach den virtuellen Monstern ins Freie zu verlegen – aber selbstverständlich genügt das allein noch nicht.) Kinder, deren Eltern kein Vorbild sind, was Sport und körperliche Fitness betrifft, haben es besonders schwer. Hat man sie allerdings erst einmal für eine Sportart begeistert, dann sind sie eigentlich gerettet.

Darf ich dazu etwas fragen?

Aber natürlich.

Wer soll die Kinder denn für Sport begeistern? Die Vereine sind meist ziemlich teuer, die Schulen versagen …

Sie haben völlig Recht. Es haben sich zwar in letzter Zeit größere Stiftungen um die Fitness von Kindern verdient gemacht, die unter anderem bestimmte Sportprogramme in die Grundschulen bringen und finanzieren. Aber das genügt nicht. Und solange der Staat dabei untätig bleibt, müssen eben Eltern, Großeltern und Freunde dafür sorgen, dass nicht schon Kinder Probleme durch eine falsche Lebensweise bekommen.

Lebenslanges Lernen

Ich nehme einmal an, dass Sie nicht zu den Leuten gehören, die ab ihrem 35. Geburtstag meinen, sie hätten nun für ihr Leben genug gelernt, und die ihre einmal gefassten Meinungen nie mehr verändern und eisern bis ins Grab verteidigen. Diese Einstellung wäre nicht nur ziemlich töricht, sondern Sie gerieten auch in Gefahr, Ihr Gehirn sträflich zu vernachlässigen, es sozusagen in Frührente zu schicken. Das könnte sich rächen, nämlich dann, wenn Sie älter werden und alle, aber auch wirklich alle verfügbaren rund 100 Milliarden Hirnzellen programmiert sein müssten, um Ihre kognitiven Fähigkeiten möglichst lange zu erhalten.

Und wie programmiert man seine Hirnzellen? – Richtig: durch Lernen. Dabei ist es fast egal, *was* Sie lernen. Wichtig ist, dass es etwas Neues ist. Dass Sie sich mit neuen Ansichten, neuen Umgebungen, neuen Ideen, vielleicht einer neuen Sprache auseinandersetzen. Unser Gehirn hat die fatale Eigenschaft, seine unendlich vielen Synapsen – die Verbindungs- und Kommunikationsstellen zwischen den einzelnen Nerven – stillzulegen oder ganz aufzulösen, sobald sie scheinbar nicht mehr gebraucht werden. Ohne diese intakten Verbindungsstellen gibt es aber kein Gedächtnis. Deshalb sollte man das Gehirn fordern, indem man sich die Lust am Lernen möglichst bis ins hohe Alter erhält. Und lassen Sie sich ja nicht einreden, ältere Leute wären nicht mehr in der Lage, sich etwas Neues zu merken! Es dauert vielleicht etwas länger als früher, bis Sie sich einen Namen, ein Gesicht, eine Melodie wirklich eingeprägt haben. Aber die Fähigkeit, Informationen zu speichern, also Hirnzellen mit neuen Inhalten zu belegen, ist grundsätzlich bis ins höchste Alter vorhanden. Man nennt das *Neuroplastizität*. Nur durch Krankheiten wie Alzheimer oder andere Demenzen geht diese Fähigkeit verloren. Aber diese Erkrankungen treten erst später oder vielleicht gar nicht auf, wenn Sie Ihr Gehirn auf Trab halten.

Durch Lernen entstehen in kürzester Zeit Millionen neuer Nervenkontakte

Positives Denken und ein lebendiges soziales Umfeld

Es gilt, einer der häufigsten Krankheiten unserer Zeit vorzubeugen: der Einsamkeit. Sie ist die Gefahr, die denjenigen drohen könnte, die heute vergnügt ihr Singleleben genießen, denen, deren Ehen oder Beziehungen nicht allzu lange gehalten haben, vor allem aber jenen, die alt sind und mit jedem Jahr erleben müssen, dass immer weniger Freunde übrig bleiben. Ihre Kinder, sofern sie welche haben, leben vielleicht in einer entfernten Stadt; außer Telefongesprächen und gelegentlichen Besuchen hat man nicht so viel Kontakt.

Einsamkeit ist eine gefährliche Krankheit

Wer nicht mit anderen Menschen sprechen kann – und sei es nur über das Fernsehprogramm des vergangenen Abends –, wer keine Freunde mehr hat, mit denen er Wichtiges und Unwichtiges bereden könnte, wer keine Aufgaben mehr erfüllen muss, dessen Gedanken werden sich immer mehr im Kreis drehen, ähnlich einer Spielzeugeisenbahn. Was folgt, ist ein Gefühl der Verlassenheit, das zu einer Depression werden kann und den Abbau der geistigen Kräfte beschleunigt. Es ist deshalb unendlich wichtig, dass ältere Menschen sich rechtzeitig ein lebendiges Umfeld schaffen. Vielleicht übernehmen sie ein Ehrenamt oder engagieren sich in einer sozialen Einrichtung. Es gibt überall kirchliche und weltliche Vereine, mit deren Mitgliedern man Karten spielen, gemeinsame Ausflüge und Reisen verabreden, in Fitnessklubs oder ins Museum gehen und vor allem über Gott und die Welt diskutieren kann. Dazugehören – darum geht es. Und um eine positive Einstellung zum Leben. Das sind die wichtigsten Voraussetzungen für gute Gesundheit im Alter.

Ältere Menschen sollten wissen: Der Umgang mit den Jungen hält jung!

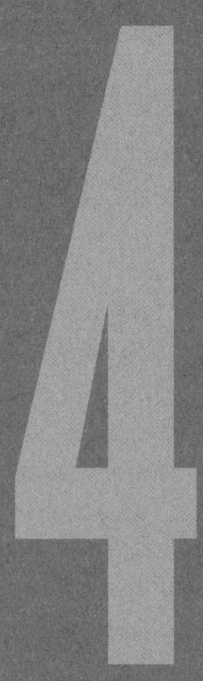

4

Die Grippewelle droht:
So schützen Sie sich

Wenn Sie wüssten, wie viele Millionen von Mikroorganismen um Sie herum fliegen, krabbeln, lauern, in der Luft, am Boden – egal, wo Sie sich gerade befinden: Bakterien, Viren, Pilzsporen, Parasiten. Die meisten sind harmlos, aber es gibt unter ihnen bösartige Erreger, die nur auf einen Menschen warten, um in ihn einzudringen und sich dort zu vermehren. Bakterien verbreiten dabei gefährliche Gifte; Viren verändern das Erbgut in den Zellen Ihres Körpers und verwandeln sie so in Virusfabriken, die dann wiederum tausendfach neue Erreger produzieren; Pilze besiedeln Haut oder Schleimhäute; Parasiten haben es meist auf Darm und Leber abgesehen oder sie schleichen sich, wie im Fall der Malaria, in die Blutzellen ein und zerstören diese.

Wenn Sie andererseits wüssten, wie viele Millionen, ja Billionen von Mikroorganismen friedlich auf Ihrer Haut, in der Nase, in der Scheide und vor allem in Ihrem Darm leben! Gemeinsam bilden sie das *Mikrobiom*, die freundliche Wohngemeinschaft in Ihrem Körper, die dessen Funktionen unterstützt, aber auch einen wichtigen Teil der Abwehr bildet. Diese Mitbewohner versuchen nämlich, Eindringlinge zu fassen und zu vernichten, und helfen so der Immunabwehr bei ihrem Kampf gegen Infektionen. Ganz allgemein gilt es, das Immunsystem so zu stärken, dass es alle diese Feinde aus eigener Kraft besiegen kann, möglichst bevor sie den Menschen krank gemacht haben.

Wie das Immunsystem funktioniert

Die Haut und auch die Schleimhäute bilden Schutzwälle gegen alle möglichen Angreifer und Schadstoffe. Dennoch gelingt es Krankheitserregern von Zeit zu Zeit, diese Barrikaden zu überwinden und in den Körper einzudringen, vor allem, wenn sie in großer Zahl auftreten, wie bei einer Grippe-Epidemie. Sie treffen dann als erstes auf *dendritische Zellen* (»dendritisch« bedeutet »verzweigt«, weil sie zweigförmige Ausläufer haben), die Bakterien oder Viren einfangen und sie in ihre Bestandteile zerlegen. Mit dieser Beute eilen sie zum nächstgelegenen Lymphknoten und schlagen dort Alarm. Dadurch wird die erste Welle von Fresszellen, *Makrophagen*, in Richtung Angreifer geschickt. Gleichzeitig prüfen weiße Blutkörperchen, die *Lymphozyten*, die genauen Daten der Eindringlinge, ihre *Antigene*, und stellen fest, ob diese bereits von einer früheren Invasion bekannt sind. Wenn ja, ist die Sache einfach: Seit der ersten Begegnung existieren noch Abermillionen von speziellen Abwehrkörpern, die genau auf die Angreifer programmiert sind. Diese *Antikörper* heften sich wie mit Handschellen direkt an die Strukturen der Erreger und werfen sie dann den Makrophagen zum Fraß vor. Im Idealfall gibt es genügend passende Antikörper und das Immunsystem hat den Angriff abgewehrt, bevor die Keime Schaden anrichten konnten. (Das ist übrigens auch das Prinzip jeder Impfung.)

Sind die Erreger dem System aber noch nicht bekannt, müssen die Lymphozyten solche Antikörper erst herstellen, und obwohl das unvorstellbar schnell geht, kann es doch sein, dass Bakterien oder Viren sich vorher im Körper verbreiten.

Husten, Niesen, Gliederschmerzen

Manchmal hilft gar nichts. Nicht die Vitamin C-Pillen aus der Apotheke, nicht die Sauna, nicht der Versuch, einen weiten Bogen um die schniefenden Kollegen zu machen. Dann hat es einen erwischt: Im Hals kratzt es, die Schultern tun weh, man fröstelt (aha – Fieber!), und obendrein tut man sich entsetzlich leid. Man kann allerdings wenig dagegen machen: Antibiotika wirken nicht gegen Viren – der Körper muss sich selbst helfen. Eine Erkältung dauert eben, wie es so schön heißt, entweder eine Woche oder sieben Tage.

Alle Jahre wieder: Wenn die Grippeviren zuschlagen

Wenn es denn eine »normale« Erkältung ist. Von Asien heranziehend sind im Herbst und Winter auch die viel gefährlicheren *Influenza-Viren* unterwegs. Eine entsprechende Infektion bedeutet, dass man wirklich krank, oft sogar schwer krank wird. Besonders Kinder und Jugendliche, ältere Menschen und alle mit einem geschwächten Immunsystem sind gefährdet – sogar Todesfälle kommen jedes Jahr vor. Man sollte also über das Krankheitsbild Bescheid wissen.

Die Influenza-Grippe schleicht sich nicht so langsam ein wie eine typische Erkältung. Sie schlägt ganz unmittelbar zu, mit hohem Fieber, oft Schüttelfrost, starken Gliederschmerzen, mit Kopfweh, trockenem Husten, Appetitlosigkeit, Übelkeit und einem ausgeprägten Krankheitsgefühl. Das kann schon schlimm genug sein. Aber der geschwächte Körper ist dann auch nicht mehr in der Lage, herumschwirrenden Bakterien ausreichend Widerstand zu bieten, und so trifft den Patienten oft eine zweite Krankheitswelle, eine *Sekundärinfek-*

Influenza-Viren können lebensbedrohend sein

tion, manchmal mit bösen Folgen wie Lungen- oder Gehirnentzündung. Hier greifen dann Antibiotika, aber es dauert meist lange, bis man sich von dieser Belastung vollständig erholt hat.

Fünf Tipps, um sich nicht anzustecken

Die Übertragung von krank machenden Erkältungsviren erfolgt über winzige Tröpfchen, die ein Infizierter durch Husten oder Niesen in die Luft schleudert oder einfach mit seiner Atemluft ausatmet. Gerade in den Wintermonaten ist die Luft oft sehr trocken, die Tröpfchen geben das Wasser schnell an die Luft ab, übrig bleiben getrocknete Viren, die superleicht sind und deshalb stunden- und tagelang in den Räumen herumschweben oder auf Gegenstände niedersinken, ohne ihre gefährliche Wirksamkeit zu verlieren. Die einfachste Methode gegen eine Ansteckung heißt deshalb:

• **Weglaufen.** Wenn jemand neben Ihnen in der Straßenbahn oder im Bus niest oder hustet, sollten Sie als Erstes ausatmen! Und sich rasch wegbewegen. Dabei möglichst erst dann wieder einatmen, wenn Sie in einer einigermaßen sicheren Entfernung sind. (Natürlich werden Sie dabei von einigen dieser Viren eingeholt, aber wenigstens bekommen Sie nicht die volle Ladung in Ihre Lungen.) Angenommen, Sie haben in der Bahn einen Sitzplatz neben einer Person erwischt, die ganz offensichtlich erkältet ist: aufstehen, Koffer nehmen und einen anderen Platz suchen, möglichst in einem anderen Waggon. Im Flugzeug ist das schon schwieriger. Aber bevor ich ein oder zwei Stunden im Virengewitter verbringe, greife ich schon mal zu einer Notlüge und sage der Stewardess, ich sei bedrohlich immungeschwächt und sie müsse unbedingt einen anderen Platz für mich finden. Ist dies unmöglich oder stellt sie sich stur, dann hilft nur eine Atemschutz-Maske aus Papier, mit deren Hilfe ich den Flug mit abgeschirmter Nase und Mund absolviere. (Das ist zwar kein hundertprozentiger Schutz, weil diese Masken nicht völlig abdichten – aber immerhin besser als nichts.)

Für alle Fälle sollte man in der Grippezeit immer so eine kleine Schutzmaske bei sich haben (gibt es in der Apotheke). Man sieht dann vielleicht aus wie einer dieser bedauernswerten Asiaten, die täglich als Schutz vor Feinstaub in ihren smogverseuchten Städten damit herumlaufen. Aber solange Sie nicht krank werden, sollte Ihnen das egal sein.

- **Hände waschen.** Die amerikanische Gesundheitsbehörde hat vor einigen Jahren ein interessantes Experiment veranstaltet. Sie hat Marinesoldaten (die selbstverständlich mit dem Versuch einverstanden sein mussten) mit Erkältungsviren infiziert. Als die so richtig schniefen und husteten, hat man sie mit gesunden Kameraden zusammengebracht, und zwar saßen einige der Kranken an einem Tisch mit Gesunden, sie redeten aber nur ein paar Stunden lang miteinander. Der andere Teil saß auch mit Gesunden an einem Tisch – sie spielten aber die ganze Zeit gemeinsam Karten. Nach ein paar Tagen wusste man: Von den vorher Gesunden hatten sich beim Sprechen und Lachen nur ein oder zwei angesteckt; die Kartenspieler aber waren danach fast alle krank. Das heißt: Die Übertragung von Krankheitskeimen wird durch das Anfassen von infizierten Gegenständen stark begünstigt – wahrscheinlich weil wir gar nicht merken, wie oft wir mit unseren Händen ins eigene Gesicht fassen, und weil wir die Keime unbewusst auf Lebensmitteln, Gläsern, Tassen und Kleidern verteilen. Daraus ergibt sich: So oft wie möglich die Hände gründlich waschen! Nicht nur, bevor Sie etwas essen, sondern grundsätzlich immer dann, wenn Sie mit anderen Menschen zusammen waren, die U-Bahn-Haltegriffe oder Einkaufswagen im Supermarkt angefasst oder sich in einer Umgebung bewegt haben, wo Erkältungskranke ihre Spuren hinterlassen haben könnten. (Keine Angst, Sie werden dadurch nicht gleich zu einem Neurotiker mit Waschzwang.)

In der Grippezeit besonders häufig Hände waschen!

- **Klinken putzen.** Diese Notwendigkeit ergibt sich aus dem gerade Gesagten: Türgriffe in Wohnung, Haus und Büro sind ein beliebter Treffpunkt für Viren und Bakterien. Jeder, der eine Türe auf- oder zumacht, kann sich dort eine schöne Portion von Keimen abholen, die ein anderer dort hinterlassen hat. Besorgen Sie sich also in der Apotheke oder Drogerie ein Desinfektionsmittel und scheuen Sie sich nicht, es mehrmals am Tag anzuwenden, sofern erkältete Kollegen oder Familienmitglieder bei Ihnen ein- und ausgehen.

- **Im Winter Luftbefeuchter aufstellen.** Die trockene Luft der Wintermonate bewirkt, dass die Zellen unserer Atemwege, also der Nasenhöhlen, des Rachens und vor allem der Bronchien ebenfalls austrocknen und dadurch Krankheitserreger weniger gut abwehren können. Dazu kommt noch die Trockenheit der Raumluft durch Zentralheizungen oder Klimaanlagen, die die Verbreitung von Viren begünstigt. Luftbefeuchter gibt es in allen möglichen Ausführungen. Wichtig: Die Apparate häufig reinigen und desinfizieren! Sonst blasen sie auch Krankheitskeime in die Luft. Zur Not

Mit einem kleinen Hygro-
meter kann man den
Feuchtigkeitsgehalt der
Wohnungsluft messen
kann man auch einmal feuchte Handtücher
über die Heizkörper hängen, allerdings ist die
Wassermenge, die sie abgeben, meist nicht ausreichend. Vor allem die Luft in Ihrem Schlaf-
zimmer sollte einen Feuchtigkeitsgehalt von
mindestens 70 Prozent aufweisen.

- **Abhärten.** Dazu kommen wir gleich noch ausführlicher,
wenn es um die Stärkung des Immunsystems geht. Hier nur
ein erster Rat: Machen Sie es sich zur Gewohnheit, in der
Früh, wenn Sie sich ins Bad und unter die Dusche ge-
schleppt haben, nicht nur schön warmes oder heißes Wasser
über Ihren Körper laufen zu lassen, sondern danach lange –
das heißt mindestens 30 Sekunden, also langsam bis 30 zählen! – unter einem eiskalten Wasserstrahl zu stehen. Und
weil es so schön war, gleich noch einmal: Drei Minuten
heiß, 30 Sekunden kalt. Sie müssen zugeben, dass man sich
danach fabelhaft fühlt! Der Geist wird wach und der Körper
dankt es Ihnen mit einem kampfbereiten Immunsystem.

So stärke ich meine Abwehr

Das Immunsystem ist eines der kompliziertesten Organe des
Körpers. Man spricht von »Organ«, obwohl es fast überall in
unserem Körper aktiv ist. Wir haben bereits einige seiner
Elemente kennengelernt: Die weißen Blutkörperchen – die
Leukozyten – mit ihren unterschiedlichen Aufgaben, Fresszel-
len (*Phagozyten* und *Makrophagen*), verschiedene Formen von
Lymphozyten, die entweder rasend schnell Antikörper produ-

zieren (2.000 pro Sekunde!) oder aber als *Memory-Zellen* (vom englischen *memory* = Gedächtnis) die Erinnerung an die speziellen Daten bereits besiegter Bakterien oder Viren über viele Jahre aufbewahren und bei einer neuen Begegnung mit den Erregern sofort zuschlagen können. Immunzellen kämpfen aber nicht nur gegen gefährliche Krankheitskeime, sondern sie patrouillieren auch ständig durch den Körper, um Zellen, die sich nicht ordnungsgemäß geteilt haben oder sonst geschädigt sind, zu beseitigen, bevor sich aus ihnen womöglich Krebszellen bilden. Sie arbeiten dabei zusammen mit den Lymphknoten, mit Milz, Leber, Thymusdrüse und den vielen Lymphstationen im Darm.

Zur Frage, was können wir tun, um unser Abwehrsystem zu unterstützen, kommen wir gleich. Zunächst sollten wir uns aber ehrlich fragen, ob wir nicht Gewohnheiten haben, die unsere Abwehr ständig schwächen. Die sollten wir selbstverständlich als Erstes abstellen:

• **Hören Sie mit dem Rauchen auf!** Noch einmal möchte ich Ihnen dringend raten, auf Nikotin zu verzichten. Durch die Verbrennungsprodukte einer Zigarette werden die Schleimhäute der Atemwege permanent gereizt, sie degenerieren und sind so keine Barriere mehr gegen Krankheitskeime, ganz zu schweigen vom Risiko, dass aus geschädigten Zellen Krebs entstehen kann. (Das Gleiche gilt für die Schleimhaut der Harnblase, durch die diese Schadstoffe wieder ausgeschieden werden.) Auch E-Zigaretten oder Shishas sind keine wirkliche Alternative! Die Flüssigkeiten und Aromen, in denen das Nikotin gelöst ist, dringen bei der Verdampfung tief in die Lunge ein. Nach neuen Studien richten sie dort vielleicht nicht die Schäden an, die jene mehr als 3.000

Substanzen des Tabakrauchs verursachen, aber es sind eben auch Giftstoffe, die in Ihrem Körper freigesetzt werden.

- **Trinken Sie Alkohol nur in Maßen!** Täglich ein, zwei Gläser Wein oder ein halber Liter Bier scheinen keine negativen Auswirkungen zu haben. Regelmäßig mehr zu trinken belastet aber nicht nur die Leber, sondern auch Ihre Abwehrkräfte.

- **Meiden Sie, so gut es geht, alle Industrienahrung!** Industriell erzeugte Fertiggerichte enthalten in den meisten Fällen jede Menge Konservierungsstoffe, Geschmacksverstärker, Farbstoffe, Verdickungsmittel, künstliche Aromen usw. Wer, glauben Sie, schafft diese ganzen Chemikalien wieder aus Ihrem Körper? – Richtig: Ihr Immunsystem! Leider hat es dann viel weniger Kapazität, sich auf andere Aufgaben zu konzentrieren. Dazu kommt noch, dass industriell hergestellte Lebensmittel oft arm an Vitaminen, Mineralien und sekundären Pflanzenstoffen sind, die unser Körper aber braucht, um die »freien Radikale« – die Abfallstoffe, die in jeder arbeitenden Zelle entstehen – zu entsorgen.

  Mit Bio-Produkten so oft wie möglich selber kochen!

- **Sonne ist gut für Sie – tagelange Sonnenbäder belasten aber Ihre Abwehr.** Die Intensität der UV-Strahlen kann nicht nur Hautkrebs verursachen, sondern zwingt auch das Immunsystem dazu, die »angesengten« Zellen zu beseitigen. Ein simpler Sonnenbrand bedeutet daher Schwerstarbeit für die Immunorgane.

So, und nun zur aktiven Unterstützung des Systems.

- **Besonders wichtig: Bewegung!** Regelmäßiger Sport oder, für Ältere, tägliches Spazierengehen aktiviert den ganzen

Körper. Wenn Sie über eine gewisse Zeit (mindestens 30 Minuten) gehen oder laufen, kräftigen Sie Ihre Muskeln, verbessern den Zucker- und Cholesterinstoffwechsel und trainieren den Kreislauf. Selbst Ihr Gedächtnis und Ihre seelische Stimmung profitieren, weil sich die entsprechenden Botenstoffe im Gehirn vermehren. Am erstaunlichsten aber ist der Nutzen fürs Immunsystem. In großen Studien hat man festgestellt, dass Menschen nach einer Krebsbehandlung weit seltener einen Rückfall oder Metastasen bekommen, wenn sie regelmäßig Sport treiben. Die Erfolge waren sogar größer als die einer Chemotherapie.

Regelmäßige körperliche Aktivität bewirkt manchmal Wunder

Das Immunsystem wurde offensichtlich durch körperliche Aktivität in die Lage versetzt, sich erfolgreich gegen die Krankheit zu wehren. Also: egal, bei welchem Wetter – raus und turnen, laufen, walken, wandern (mit oder ohne Hund, allein, zu zweit oder in der Gruppe), was auch immer.

- **Auf Körper und Seele hören!** Wir haben alle gelernt, dass wir uns vor Nässe und Frieren in Acht nehmen müssen, weil wir uns dann leicht erkälten. Also wechseln wir brav die nassen Schuhe, ziehen klamme Badeanzüge aus und schlüpfen beim ersten Frösteln in warme Klamotten. Was wir oft nicht beachten, sind Situationen, in denen wir uns deprimiert, erschöpft, müde oder frustriert fühlen. Das Signal, das Körper und Psyche damit senden, heißt: stopp! Ich brauche Ruhe, um mich zu regenerieren. Wer dieses Signal missachtet, wer lange Zeit unter Stress leidet, riskiert, krank zu werden. Die enge Beziehung zwischen der Psyche und den Abwehrkräften eines Menschen hat die Wissenschaft der Psycho-Neuro-Immunologie überzeugend dargelegt (mehr erfahren Sie in Kapitel 11 ab Seite 181 darüber).

Ihr Immunsystem liebt Vitamine

Nur leider bringt es gar nichts, wenn Sie Vitamine in großer Menge in sich hineinstopfen, egal, was die – äußerst erfindungsreichen – Werbeleute der Pharmafirmen erzählen. So wird beispielsweise der tägliche Bedarf an Vitamin C durch eine große Orange oder durch anderes Obst und Gemüse voll gedeckt – was darüber hinausgeht, scheidet der Körper ungenutzt wieder aus. Und richtig große Mengen Vitamin C stehen sogar im dringenden Verdacht, Nierensteine zu erzeugen.

Etwas anders verhält es sich mit Vitamin D. Auch dafür erhält Ihr Körper durch eine ausgewogene Ernährung genügend Bausteine, die allerdings erst durch die UV-Strahlung der Sonne oder des Tageslichts in der Haut zum eigentlichen Vitamin umgewandelt werden. Während der Wintermonate mit ihrer geringen Sonneneinstrahlung ist man dann auf die Vorräte angewiesen, die der Körper im Sommer angelegt hat. Und da kann es, vor allem bei älteren Menschen, tatsächlich passieren, dass es zu einem Mangel kommt. Experten empfehlen deshalb, den Vitamin D-Gehalt im Blut gelegentlich beim Hausarzt messen zu lassen. Bei einem Wert von weniger als 30 ng/ml (Nanogramm pro Milliliter) sollte die Menge durch entsprechende Tabletten erhöht werden. Aber Vorsicht: nicht überdosieren! (Eine Tablette mit 1.000 I.E. pro Tag ist genug.)

Von den sogenannten Nahrungsergänzungsmitteln wird nur Zink zur Stärkung des Immunsystems in Erkältungszeiten empfohlen.

Wie schütze ich mich vor der gefährlichen Influenza?

Den einzigen einigermaßen sicheren Schutz bietet die jährliche Impfung. Die Verantwortlichen der WHO, der Welt-Gesundheits-Organisation, die sich um die Zusammensetzung der Impfstoffe kümmern, prüfen in jedem Jahr, welche Viren sich gerade als besonders zahlreich und bösartig erweisen, und empfehlen dann den Herstellern die entsprechenden Zusammensetzungen der neuen Präparate. Über die genauen Wirkweisen informiert Sie das nächste Kapitel. Hier nur so viel: Influenza-Impfungen sind vor allem für Personen mit einem geschwächten Immunsystem zu empfehlen. Dazu gehören: Menschen über 60 Jahre, Patienten, die wegen einer Autoimmunkrankheit abwehrdämpfende Medikamente brauchen, und Patienten, die ein Spenderorgan erhalten haben und deren Immunsystem deshalb unterdrückt werden muss. Sinnvoll ist die Impfung auch für alle, die in Kliniken oder in Praxen arbeiten.

Noch Fragen?

Wie wirken die homöopathischen oder pflanzlichen Grippemittel, die zum Beispiel Echinacea oder Indianischen Wasserdost enthalten?

Sie wissen vermutlich, dass homöopathische Mittel ihre Wirksamkeit nicht beweisen müssen. Dennoch scheinen solche Präparate zumindest einen gewissen positiven Reiz auf das Immunsystem auszuüben. Vor allem bei den allerersten Anzeichen einer Erkältung oder wenn man sich bei Grippekranken aufgehalten hat, kann man seinem Immunsystem dadurch sagen: Pass auf, gleich bekommst du Arbeit! Wenn die Krankheit jedoch schon ausgebrochen ist, hat das System ohnehin kapiert, dass es sich jetzt anstrengen muss, und braucht deshalb keine Anregung mehr. Die Mittel sind dann praktisch wirkungslos.

Und Vorsicht: Immunstimulierende Mittel sind nichts für Patienten, deren Abwehrsystem bewusst unterdrückt werden muss.

Was bringt es, in die Sauna zu gehen?

Solange Sie gesund sind, ist das eine gute Art, sich abzuhärten, vor allem, wenn Sie danach tatsächlich ins kalte Wasser steigen (man muss sich ja nicht gleich im Schnee wälzen). Falls die Erkrankung schon vorliegt, sollten Sie auf die Sauna verzichten. Ihr Herz und der Kreislauf sind dann wegen der Viren im Körper ohnehin angeschlagen und vertragen keine zusätzliche Schockbehandlung. Und selbstverständlich ist die Sauna für Herz- und Lungenkranke ganz verboten!

5

Impfen? – Selbstverständlich. Und keine Angst vor Risiken

Die Pioniertat des Dr. Jenner

Alles begann mit einem gewagten Experiment. Wir schreiben das Jahr 1796. Eine furchtbare Seuche überzieht die Welt, so verheerend wie die Pest im Mittelalter: die Pocken. Nach Schätzungen sterben daran jedes Jahr 400.000 Menschen, vorwiegend Kinder. Die Überlebenden sind gezeichnet durch Narben, viele bleiben geistig behindert, andere werden blind oder taub.

Auch der englische Landarzt Edward Jenner kümmert sich um seine Pockenpatienten, viele sterben, heilen kann er keinen. Doch dann macht er eine seltsame Entdeckung. Es ist bekannt, dass die Kühe in seinem Dorf manchmal unter einer ähnlichen Krankheit leiden, mit den typischen eitrigen Pusteln und Bläschen. Allerdings ist der Verlauf dieser Kuhpocken harmlos, die Tiere bleiben am Leben. Und merkwürdig: Von den Frauen, die diese Kühe betreuen, sie melken und sich dabei prompt anstecken und entsprechende Pusteln an Händen und Armen bekommen, erkrankt keine einzige an den gefährlichen »echten« Pocken. Da hat Dr. Jenner eine Idee. Er entnimmt einer Kuhpockenpustel auf der Hand der Melkerin Sarah Nelmes etwas Flüssigkeit und streicht diese auf einen Kratzer am Arm des achtjährigen James Phipps. Prompt bekommt der Kleine nach ein paar Tagen vorübergehend Fieber und es bildet sich eine Pockenpustel auf seinem Arm. Sonst passiert nichts. Nach ein paar Wochen wagt es der Arzt, den Jungen mit dem hoch ansteckenden Sekret aus der Pustel eines Pockenkranken zu infizieren. Keine Reaktion. Der kleine James bleibt gesund. Damals hat man den

Durch die weltweite Pflichtimpfung konnte man die Pocken endgültig ausrotten

Entdecker dieser erstaunlichen Sache verlacht, auch nachdem er das Experiment mit seinem eigenen kleinen Sohn mit dem gleichen Ergebnis wiederholte.

Es dauerte dann noch eine ganze Weile, bis die Medizin verstand, was heute Allgemeinwissen ist:

Die Körperabwehr, die man mit einer ungefährlichen Variante eines gefährlichen Erregers konfrontiert, ist in der Lage, Waffen zu schmieden, die bei der Begegnung mit dem echten Feind wirksam sind und ihn besiegen. Der Mensch ist »immun« gegen die Krankheit geworden. Das ist das Prinzip der Impfung.

Wie das Immunsystem dabei genau funktioniert, lesen Sie bitte in Kapitel 4, ab Seite 53 nach.

Die Pocken grassierten dann noch lange Zeit, obwohl man bereits 1807 in Bayern als erstem Land, später dann auch im übrigen Deutschland und Europa diese Impfmethode erfolgreich anwandte. Erst als die WHO 1967 weltweit die Impfpflicht gegen Pocken einführte, war die Epidemie endgültig besiegt. Seit 1980 ist keine einzige Erkrankung mehr bekannt geworden.

Derzeit können wir beobachten, dass die *Poliomyelitis*, die Kinderlähmung, an der früher so viele junge Menschen erkrankten, verstarben oder für ihr Leben geschädigt wurden, langsam ihre Schrecken verliert. In Europa mit seinen vorbildlichen Impfprogrammen gilt sie als bezwungen, während sie in asiatischen und afrikanischen Staaten immer noch viele Opfer fordert, weil diese Länder zu arm sind, um ihre Bewohner durch eine konsequente Immunisierung zu schützen.

Im Spiegel erkenne ich noch heute am Arm die kleinen Narben – Erinnerung an meine eigene Pockenimpfung

Das Immunsystem
mit Impfungen trainieren

Es tut vielen Eltern richtig weh, wenn sie zuschauen müssen, wie ihre winzigen Babys gepiekst werden, um sie vor gefährlichen Krankheiten zu schützen. Manche hadern mit ihrem Kinderarzt, wenn der ihnen dringend rät, dem erst 10 Wochen alten Säugling schon eine Sechsfach-Impfung zuzumuten und diese dann im Verlauf der nächsten Monate noch dreimal zu wiederholen. Aber der Arzt weiß selbstverständlich, was er tut. Tatsache ist, dass das Immunsystem des Kindes gerade am Anfang außerordentlich schnell reift, wobei jeder Infekt und jede Impfung so etwas wie ein willkommenes Training sind. Außerdem läuft die Produktion von schützenden Antikörpern gerade in den ersten zwei Lebensjahren auf Hochtouren. Dabei wird der Organismus übrigens weniger stark belastet als zu einem späteren Zeitpunkt. Mehrfach-Impfung bedeutet aber auch, dass weniger Konservierungs- und Zusatzmittel mit dem Impfstoff in den kleinen Körper gelangen, als wenn man jeden Impfstoff einzeln spritzen würde. Das Impfmaterial selbst besteht aus abgetöteten oder stark abgeschwächten Bakterien oder Viren, bzw. Teilen von ihnen, die das Immunsystem aber als gefährliche Feinde erkennt. Derzeit werden von der *Ständigen Impfkommission des Robert-Koch-Instituts* (STIKO), der offiziellen Stelle für Infektionskrankheiten, Impfungen empfohlen, die folgende, zum Teil tödlich verlaufende Krankheiten verhindern können:

- **Tetanus** (Wundstarrkrampf; verursacht stärkste Muskelkrämpfe, häufig tödlich)
- **Diphtherie** (Rachen-, Kehlkopf- und Herzmuskelentzündung)
- **Keuchhusten** (schwerste Hustenanfälle, Atemnot)
- **Polio / Kinderlähmung** (Versagen der Atmung und Lähmungen)
- **Haemophilus influenzae Typ b** (Atemwegs- und Hirnhautentzündung)
- **Pneumokokken** (Lungen- und Hirnhautentzündung)
- **Hepatitis B** (Leberentzündung, die zum Leberversagen führen kann)
- **Meningokokken** (Sepsis, Hirnhautentzündungen)
- **Masern** (Atemwegsinfekt, Ausschlag, Mittelohr- und Hirnhautentzündung)
- **Mumps** (Entzündung der Ohrspeicheldrüse, bei Erwachsenen oft Hodenentzündung)
- **Röteln** (Fieber, Ausschlag, bei Schwangeren Gefahr für das Kind)
- **Rotaviren** (heftige Magen-Darm-Infektionen, besonders bei Kleinkindern)
- **Humane Papilloma-Viren** (Warzen am Genitale, Gebärmutterhalskrebs)
- **Influenza** (schwere Grippe, besonders bei Über-60-Jährigen)
- **Hepatitis A** (Leberentzündung)
- **FSME / Frühsommer-Meningo-Enzephalitis** (Entzündung des Gehirns)
- Dazu kommen noch die **Impfungen für Reisen** in bestimmte Länder (siehe Seite 78).

Impfkalender für Kinder

- **Tetanus, Diphtherie, Keuchhusten, Kinderlähmung, Haemophilus influenzae Typ b, Hepatitis B (Sechsfach-Immunisierung):**

  1. Impfung mit 2 Monaten

  2. Impfung mit 3 Monaten

  3. Impfung mit 4 Monaten

  4. Impfung zwischen 11 und 14 Monaten

  Auffrischung der Tetanus-, Diphtherie-, Keuchhusten-Impfung (dreifach) jeweils mit ca. 6 Jahren, 12 Jahren und ab 18 Jahren

- **Pneumokokken:**

  Impfung mit 2 Monaten, 4 Monaten und zwischen 11 und 14 Monaten

- **Masern, Mumps, Röteln (Dreifach-Immunisierung):**

  1. Impfung zwischen 11 und 14 Monaten

  2. Impfung zwischen 15 und 22 Monaten

- **Windpocken:**

  1. Impfung zwischen 11 und 14 Monaten

  2. Impfung zwischen 15 und 22 Monaten

- **Humane Papilloma-Viren (HPV):**

  Möglichst vor dem ersten Geschlechtsverkehr. Im Allgemeinen werden Mädchen im Alter zwischen 12 und 17 Jahren geimpft, zweite Impfung 6 Monate später.

Für fast alle Impfungen gibt es die Möglichkeit, später nachzuimpfen, wenn die ersten Termine versäumt wurden oder wenn man sie im Kindesalter nur unvollständig durchgeführt hat.

> **Ganz wichtig:** Alle Impfungen müssen in Abstimmung mit dem Kinder- oder Hausarzt und nur bei völlig gesunden Kindern erfolgen.

Den Nutzen regelmäßiger Impfungen haben in erster Linie die Geimpften selbst. Gleichzeitig gelten die Vorteile aber auch für die ganze Gesellschaft, weil sich bei hoher Impfbeteiligung Infektionskrankheiten gar nicht erst ausbreiten. Es entsteht dann eine sogenannte *Herdenimmunität*.

Impfplan für Erwachsene

- **Tetanus, Diphtherie, Keuchhusten:** Dreifach-Impfung möglichst alle 10 Jahre. Länger hat man keinen sicheren Schutz. Und gerade Diphtherie nimmt derzeit wieder deutlich zu.
- **Hepatitis A und B:** Man infiziert sich mit Hepatitis A durch fäkalienverseuchte Lebensmittel. Hepatitis A ist weit verbreitet, auch in europäischen Ländern, gelegentlich sogar in Hotels mit scheinbar hohem Hygienestandard. Sie ist allerdings längst nicht so gefährlich wie die Hepatitis B oder C, die aber anders, nämlich durch Geschlechtsverkehr, Speichel oder nicht sterile Spritzen übertragen wird. Die Zweifach-Impfung wird im Allgemeinen sehr gut vertragen. Gegen Hepatitis C gibt es (noch) keine Impfung.
- **Influenza:** Die Erreger der gefährlichen echten Grippe, die jedes Jahr, von Asien kommend, auch Europa überzieht

und – gerade unter älteren Menschen – viele Todesopfer fordert, wandeln sich ständig. Deshalb wird für Ältere und alle, die häufig mit Kranken in Berührung kommen, die jährliche Impfung empfohlen.

- **Herpes Zoster (Gürtelrose):** Das Varizellen-Virus, das bei Kindern die Windpocken verursacht, versteckt sich dann, nach überstandener Krankheit, irgendwo im Nervensystem. Jahrzehnte später, wenn die Immunabwehr nachlässt, kommt es hervor und verursacht die Gürtelrose mit ihren schmerzhaften Bläschen und den oft lange anhaltenden quälenden Nervenentzündungen. Es gibt seit mehreren Jahren einen entsprechenden Impfstoff, der insbesondere älteren Leuten empfohlen wird.

- **FSME (Frühsommer-Meningo-Enzephalitis):** Die Entzündung von Gehirn und Hirnhäuten wird durch Zeckenbisse übertragen (die auch die bakterielle *Borreliose* verursachen, gegen die es keine Impfung gibt, die aber mit Antibiotika behandelt werden kann). Die Viren erzeugen eine starke Entzündung des zentralen Nervensystems mit Lähmungen und oft bleibenden Behinderungen. Die Gebiete, in denen viele Zecken mit dem Virus infiziert sind, haben sich in den letzten Jahren weiter ausgebreitet: Aus Süddeutschland, mit Ausnahme weniger Gegenden, Baden-Württemberg bis hinauf nach Hessen und Thüringen, auch aus Teilen von Österreich, Tschechien, der Slowakei, aus Slowenien, dem Baltikum, Weißrussland und Russland werden steigende Zahlen gemeldet. Gegen FSME gibt es keine spezielle Therapie, deshalb wird Personen, die sich in den betreffenden ländlichen Gebieten aufhalten, die rechtzeitige Impfung empfohlen.

Was Sie über Impfungen wissen sollten

Kein Zweifel: Impfungen sind mit Risiken verbunden, Risiken unterschiedlicher Art und Häufigkeit. Eines aber gleich vorweg: Die Impfrisiken sind minimal im Verhältnis zu den Schäden, die durch die Infektionskrankheiten selbst entstehen können. Ich denke, es ist daher überragend wichtig, dass wir Ärzte die Ängste und Einwände, die sich gerade in letzter Zeit in der Bevölkerung verbreitet haben, sehr ernst nehmen und überzeugende Antworten darauf geben. Dass Menschen einer fundierten Diskussion über dieses Thema gar nicht zugänglich sind, ist eine andere Sache. Darauf komme ich noch.

Echte Grippe – Influenza – ist nicht zu verwechseln mit dem harmlosen grippalen Infekt

Doch jetzt zu den häufigsten Fragen bei diesem Thema.

Welche Nebenwirkungen können bei einer Impfung vorkommen?

Am häufigsten gibt es Reaktionen an der Impfstelle selbst, nämlich Rötung, Erwärmung, Schmerzen. Gleichzeitig können Fieber, allgemeine Mattigkeit und ein gewisses Krankheitsgefühl auftreten. Diese Symptome gelten als harmlos und als Zeichen dafür, dass sich der Körper aktiv mit dem Impfstoff auseinandersetzt. Sie verschwinden in der Regel nach ein, zwei Tagen ganz von selbst. Nur in äußerst seltenen Fällen kommt es zu einer sogenannten Impfkomplikation. Das bedeutet fast immer, dass der Impfstoff eine (abgeschwächte) Form der Krankheit ausgelöst hat, gegen die er eigentlich eingesetzt wurde.

Ihr Impfpass ist ein wichtiges Dokument. Sorgen Sie dafür, dass alle Impfungen eingetragen werden

Ja, eben! Ich brauche mein Kind doch nicht gegen Masern zu impfen, wenn ich dadurch die Masern bei ihm auslöse!

Die Masern sind ein gutes Beispiel. Man weiß längst, dass diese Krankheit keineswegs harmlos ist, sondern mit schwersten, sogar tödlichen Folgen verlaufen kann. Das geschieht laut Statistik in einem von tausend Fällen. Durch eine Impfung ist dieses Risiko nur in einem von einer Million – also tausend mal tausend – Fällen nachgewiesen.

Die meisten Komplikationen haben übrigens in den letzten Jahrzehnten die Pocken- sowie die Tuberkuloseimpfung ausgelöst. Gegen beide Krankheiten wird heute bei uns nicht mehr geimpft.

Kann man trotz einer Impfung krank werden?

Ja. Vor allem dann, wenn die vorgeschriebenen Impf- oder Auffrischungstermine nicht eingehalten wurden, denn dadurch konnte das Abwehrsystem des Körpers wahrscheinlich noch keinen vollständigen Schutz aufbauen. In jedem Fall verläuft die Krankheit aber selbst dann viel milder und fast immer ohne die gefürchteten Komplikationen.

Die Grippe- oder Influenza-Impfung schützt nur ca. 50 bis 60 Prozent der Geimpften vor Ansteckung. Aber sie verhindert wenigstens die schlimmsten Verläufe der Krankheit.

Muss man kleine Babys denn tatsächlich mit diesen Mehrfachimpfungen quälen?

Wie schon erwähnt, würde man sie noch öfter quälen, wenn man jeden Impfstoff einzeln spritzen müsste. Ein weiterer Vorteil: Die Dosis der Impfstoffe in der Kombination kann relativ niedrig gehalten werden – man muss dann allerdings dreimal nachimpfen, um einen vollen Schutz zu erreichen. Auch später muss sich das Kind, wie jeder von uns, ständig mit einer Vielzahl von Erregern gleichzeitig auseinandersetzen.

Was halten Sie von »Masernpartys«?

Ich halte sie für unverantwortlich, so wie auch meine Kollegen. Außerdem machen sich die »Veranstalter« solcher Partys strafbar! Die Gefahr, dass auf diese Weise infizierte Kinder schwere Schäden davontragen, ist einfach zu groß.

Hat Autismus etwas mit Impfen zu tun?

Dieser offenbar schwer ausrottbare Verdacht kam in den Neunzigerjahren auf. Ein englischer Arzt, Andrew Wakefield, hatte eine Studie mit gerade einmal zwölf Kindern veröffentlicht, in der er diesen Zusammenhang erkannt haben wollte. Es stellte sich dann heraus, dass er von Anwälten bestochen worden war, die Gründe für eine Klage gegen Impfstoffhersteller suchten. Nichts an dieser Studie stimmte, Wakefield verlor seine Zulassung, aber das Gerücht hält sich hartnäckig bis heute. Und das, obwohl alle danach durchgeführten seriösen Studien keinerlei entsprechende Zusammenhänge ergaben.

Warum müssen in den Impfstoffen so viele merkwürdige Zusatzmittel wie zum Beispiel Quecksilber enthalten sein?

Organisches Quecksilber (in Form von *Thiomersal*) hat man früher bei einigen Impfstoffen in winziger Menge zur Konservierung benutzt. Es wird inzwischen nicht mehr verwendet, auch weil genügend andere Substanzen zur Verfügung stehen. Sogenannte *Adjuvanzien* werden dem eigentlichen Impfstoff zugesetzt, um die Immunantwort des Körpers zu verstärken. Dadurch lässt sich die Menge des Antigens, also des abgeschwächten oder abgetöteten Virus, verringern.

Das Robert Koch-Institut beantwortet auf seiner Website (www.rki.de) noch viele andere Fragen. Man kann dort auch zu allen Impfproblemen anrufen.

Immunisierung vor Reisen

Neben der Basis-Immunisierung gegen Tetanus, Diphtherie, Polio, Keuchhusten, Masern, Hepatitis A und B richten sich die Impfempfehlungen nach dem Risiko im jeweiligen Land. So sollten Sie sich nach Möglichkeit sechs bis acht Wochen vor der Reise in ein afrikanisches, asiatisches oder südamerikanisches Land über die dortigen Infektionsrisiken informieren und gegebenenfalls die entsprechenden Impfungen durchführen lassen. Es geht dabei um sogenannte impfpräventive Risiken wie Gelbfieber, Cholera, Typhus oder die Japanische Enzephalitis.

Achtung! In südamerikanischen Ländern werden momentan *Zika-Viren* durch Mückenstiche übertragen. Da dieses Virus schwere Missbildungen an ungeborenen Kindern auslösen kann und da es keinen entsprechenden Impfstoff gibt, sollten Schwangere derzeit nicht in die entsprechenden Länder reisen.

Leider gibt es auch gegen die so weit verbreitete *Malaria* noch keine zuverlässige Impfung, sodass Sie auf Mückenschutz und vorbeugende Medikamente angewiesen sind, falls Sie in ein Malariagebiet reisen wollen. Bitte fragen Sie vorher unbedingt Ihren Arzt. Sehr gute Informationen liefert Ihnen auch der Reisemedizinische Informationsdienst: Auf den Seiten www.reisemed-experten.de und www.impf-experten.de finden Sie detaillierte Auskünfte, je nach Land und Jahreszeit, sowie über die unterschiedlichen Gefährdungen bei Pauschalreise oder Abenteuerurlaub.

Die Unbelehrbaren

Es gibt eine gar nicht so kleine Gruppe von Menschen, die Impfungen grundsätzlich ablehnen. Nicht aus rationalen, sondern aus ideologischen Gründen. Das sind keineswegs unangenehme Leute oder solche, denen ihre eigene Gesundheit oder die ihrer Kinder gleichgültig wäre. Sie sind liebenswürdig, intelligent, oft hoch gebildet, aber beinhart, wenn es um die Impfung ihrer Kinder geht. Sie kommen oft aus anthroposophischen Familien, schicken ihre Kinder auf eine Waldorf- oder Montessorischule, sind überzeugt von Homöopathie und anderen alternativen Heilmethoden. Und Kinderkrankheiten wie die Masern – da müssten die Kleinen eben durch, das stärke die »Individualität der Kinder«. Hinweise auf die mögliche Gefährlichkeit dieser Krankheiten, auf Spätschäden, tun sie ab als Panikmache oder als »Geschäft mit der Angst« zugunsten der Pharmaindustrie. Sie sind unbelehrbar. »Immun gegen Vernunft« titelte vor einiger Zeit der *SPIEGEL*.

Was tun als Ärztin?

Ehrlich gesagt lehne ich es inzwischen grundsätzlich ab, mich mit solchen Eltern wieder und wieder auseinanderzusetzen. Wir haben hierzulande keine Impfpflicht. Und so, wie man Leute, die sich als Zeugen Jehovas bekennen, nicht von der Notwendigkeit einer Bluttransfusion überzeugen kann, auch wenn diese lebensrettend wäre, bleiben die Kinder dieser Eltern eben ungeimpft und man kann nur hoffen, dass sie eine Epidemie unbeschadet überstehen.

Als allerdings vor kurzem in Berlin tatsächlich eine Masernepidemie ausbrach – eine Folge der lückenhaften Impfung bei vielen Erwachsenen und Kindern –, als mehr als 2.000 Kinder erkrankten und ein anderthalbjähriger Junge starb, war, wie man so schön sagt, das Geschrei groß. Und siehe da: Viele Leute, die vorher so überzeugt waren, ihre Kinder vor den immunisierenden Spritzen bewahren zu müssen, rannten den Ärzten die Praxen ein, um vielleicht doch noch einen späten Schutz für sie zu erhalten.

Wir leben in einer Zeit, in der Empfehlungen, auch wenn sie von ausgewiesenen Experten kommen, gerne in Frage gestellt werden. Schließlich gibt es das Internet oder die sozialen Medien, durch die man zu allen Themen hundertfach Auskünfte bekommen kann. Ob dabei echte Informationen oder Desinformationen oder Geschäftemacherei oder die Überzeugungen von ideologisch beeinflussten Leuten, zum Beispiel von Impfgegnern, verbreitet werden, lässt sich oft nur schwer unterscheiden. In diesen Fragen ist das Gespräch mit Ihrem Haus- oder Kinderarzt sicher der richtige Weg.

Ein Kind nicht impfen zu lassen, bedeutet auch, andere Kinder in Gefahr zu bringen, weil die Massenausbreitung von Krankheiten nicht verhindert wird

6

Es gibt auch gesunde Dicke. Das gilt aber leider nicht für alle

Die Weltbevölkerung wird unaufhaltsam dicker. Und wir in Mitteleuropa mit ihr. Nach neuesten Statistiken haben 24 Prozent der erwachsenen Deutschen einen Body-Mass-Index* von über 30, sind also *adipös*, das heißt fettleibig. Verantwortlich dafür ist ein gewisser Wohlstand (der uns gegönnt sei), vor allem aber die rasante Umstellung unserer Essgewohnheiten, von selbst gekochten natürlichen Zutaten hin zu Industrienahrung mit ihren energiedichten, fett- und zuckerreichen, künstlich aromatisierten Produkten. Dazu kommt das Snack-Essen statt regelmäßiger Mahlzeiten, kommt Bewegungsmangel (schon bei Kindern und Jugendlichen), kommt die »Billig-ist-gut«-Mentalität und das Risiko, dadurch minderwertige Nahrungsmittel vorzuziehen. So weit, so schlecht, so allgemein bekannt. – Ganz so einfach ist die Sache aber nicht.

Warum bin ich dick und andere nicht?

Die Forschung gibt zu, dass sie erst am Anfang einer schlüssigen Erklärung für das Phänomen Adipositas und vor allem für die großen Schwierigkeiten beim Abnehmen steht. Eine alte Erkenntnis gilt nach wie vor: Übergewicht hat mit Energieaufnahme zu tun, Gewichtsreduktion mit Verringerung der Energieaufnahme. Inzwischen hat sich aber herausgestellt, dass es eine Vielzahl von Steuerungsmechanismen im Körper gibt, die an der Gewichtsregulierung beteiligt sind. Dazu der Ernäh-

---

* Gewicht (in Kilogramm) geteilt durch das Quadrat der Körpergröße (in Metern)

rungsmediziner Prof. Dr. Stephan Bischoff: »Es sind dies hormonelle, metabolische, immunologische und neuronale (Nerven-)Signale von unterschiedlichen Organen wie Darm, Leber, Pankreas und Fettgewebe, welche im Gehirn integriert werden, bevor dort über Nahrungsaufnahme und -verwertung entschieden wird.«[*] Zwar habe man trotz großen Aufwands noch keine eindeutigen Risiko-Gene im menschlichen Erbgut gefunden, die für die übermäßige Ansammlung von Fett im Körper zuständig wären. Dass aber Übergewicht mit einer ererbten Veranlagung zu tun hat, sei unbestritten. Ebenso weiß man inzwischen, dass die Besiedelung des Darms mit Billionen von Bakterien und anderen Lebewesen, dem *Mikrobiom*, das bei jedem Menschen unterschiedlich ist, auch eine Rolle bei der Gewichtsregulierung spielt. Noch gibt es aber keine sichere Erkenntnis darüber, welche Bakterien »dick« oder »dünn« machen und wie man sie möglicherweise manipulieren kann. Auch bestimmte Darmhormone, denen man bisher zu wenig Beachtung geschenkt hat, scheinen laut Prof. Bischoff das Körpergewicht zu beeinflussen.

Diese Einsichten haben immerhin dazu geführt, dass Übergewichtige nicht mehr nur als »willensschwach« oder »verfressen« gelten, sondern dass man dabei ist, neue Wege zu finden, um den Betroffenen zu helfen und die Adipositas-Epidemie wirksam zu bekämpfen.

Fettleibige sind nicht willensschwach, sondern krank

---

[*] Vortrag auf der Eröffnungs-Pressekonferenz der Deutschen Gesellschaft für Innere Medizin am 26. 4. 2014

Was spricht eigentlich dagegen, übergewichtig zu sein?

Neueste Berichte sagen sogar: Schlanke leben nicht automatisch länger. Die höchste Lebenserwartung haben offenbar Menschen, die gar nicht das »ideale« Körpergewicht auf die Waage bringen, sondern solche mit einem Body-Mass-Index von ca. 27, also leicht bis mäßig Übergewichtige. Allerdings gilt das nur, wenn dieses »Zuviel« an Gewicht aus Muskeln und nicht aus Speck besteht! Und vorausgesetzt, sie entwickeln keine Stoffwechselstörung wie Diabetes, keine stärkeren Schäden an ihren Knie- und Hüftgelenken und keine Arteriosklerose. Die Ärzte sind sich ziemlich sicher, jetzt auch Hinweise dafür gefunden zu haben, ob jemand trotz Übergewicht die Chance hat – zumindest für lange Zeit –, gesund zu bleiben, oder ob man grundsätzlich gefährdet ist: Entscheidend ist die Fettverteilung am und im Körper. Menschen, die ihren gesamten Speck schön in der Haut verteilt spazieren tragen, haben Glück: Bei ihnen kommt es viel seltener zum *Metabolischen Syndrom*, also zu einer Entgleisung des Stoffwechsels. Anders ist es bei den Übergewichtigen, deren Haut keine stärkeren Fettdepots anlegt, sodass sich das Fett im Bauchraum, in der Leber, in den Muskeln – auch im Herzmuskel – sammelt. Es ist dieses »Viszerale (Bauch-)Fett«, das, im Gegensatz zum »Hautfett«, eine ganze Reihe von gefährlichen Entzündungshormonen bildet, die dann wiederum die Arterien angreifen, Krebs begünstigen und auch die übrigen Organe schädigen.

Nehmen wir einmal an, Sie sind 1,70 Meter groß und wiegen 85 Kilogramm. Das ergibt einen Body-Mass-Index von 29. Sie

Als normales Gewicht gilt ein Body-Mass-Index von 19 bis 25

»Ich bin rund – na und?« gilt leider nicht für alle

sind damit, kein Zweifel, ganz schön übergewichtig, an der Grenze zur Adipositas oder – ein scheußliches deutsches Wort – Fettsucht. Nehmen wir weiter an, Sie hätten eine günstige Verteilung der Fettzellen. Das heißt, Ihr Fettgewebe befindet sich fast ausschließlich in der Haut (eine Eigenschaft, die übrigens mit hoher Wahrscheinlichkeit vererbt wird). Wenn Sie nun sportlich sind, sich viel bewegen, normale Blutzucker- und Blutdruckwerte haben, dann gehören Sie zu den »gesunden Dicken« und haben Aussicht, dies auch über Jahre zu bleiben, das heißt, zunächst kein erhöhtes Risiko für einen Typ-2-Diabetes oder für Herz-Kreislauf-Krankheiten zu entwickeln. Aber – und jetzt kommt eben doch die bittere Pille: Die Statistik zeigt, dass auch die meisten gesunden Dicken im Lauf der Jahre zunehmend von den typischen Gefährdungen des Übergewichts betroffen sind. Leider können Sie sich also nicht in Sicherheit wiegen.

Warum Übergewicht doch meist krank macht

Ein Risiko ist leicht zu verstehen: Schädigung der Gelenke, vor allem der Hüft- und Kniegelenke durch Fehlstellung, vorzeitige Abnützung der empfindlichen Knorpelschicht und Arthrose. Tragen Sie einmal einen 20 Kilo schweren Rucksack auch nur hundert Meter weit, dann haben Sie einen Begriff davon, welch ständige Belastung es für Ihr Skelett bedeutet, wenn Sie statt früher 60 jetzt 80 Kilo wiegen.

Eher noch schlimmer können die Auswirkungen von starkem Übergewicht auf den Rest des Körpers sein. Man hat erkannt, dass nahezu alle sogenannten Volkskrankheiten wie hoher Blutdruck, Fett- und Zuckerstoffwechselstörungen mit ihren Folgen Herzinfarkt und Schlaganfall, aber auch bestimmte Krebskrankheiten, zum Beispiel Darmkrebs, durch stärkeres Übergewicht begünstigt oder sogar verursacht werden. Die Wissenschaft erklärt dies durch das Metabolische Syndrom.

Metabolisches Syndrom – was genau ist das?

Seit Jahrzehnten bemühen sich Ärzte, einen anderen Namen für dieses Phänomen zu finden, einen, der verständlich ist und auch Nicht-Medizinern etwas sagt. Es ist ihnen bis heute leider nicht gelungen. Deshalb hier eine kurze Erklärung:

Metabolisch heißt, »den Stoffwechsel betreffend«.

Es beginnt mit Übergewicht. Die zu energiereiche Ernährung bedeutet, dass sich zum einen Fettdepots im Körper, genauer: in und zwischen den Bauchorganen bilden, zum anderen, dass sehr viel Glukose, also Zucker, im Blut schwimmt. Der Körper versucht nun, diesen Zucker zu verarbeiten, indem er große Mengen von Insulin aus der Bauchspeicheldrüse ins Blut abgibt. Eine Zeit lang funktioniert diese Methode: Der Zucker wird mithilfe des Insulins zu den Muskeln, zu den Fettzellen und in die Leber transportiert. Nach und nach verhängen diese Organe aber wegen des Überangebots einen Annahmestopp. Die Medizin spricht dann von *Insulinresistenz*. Als Folge steigt der Glukosespiegel im Blut, und damit beginnt bereits Diabetes-Typ-2, wobei anfangs noch Insulin vorhanden, aber nicht mehr wirksam ist, bevor dann auch die Bauchspeicheldrüse überfordert ist und die Insulinproduktion einstellt. Das ist die eine Seite des Metabolischen Syndroms. Die andere betrifft die schon erwähnten gefährlichen Hormone, die das Bauchfett produziert. Die Zellen dieses besonderen Fettgewebes, die *Adipozyten*, sind dafür verantwortlich, dass der Blutdruck steigt und der Fettstoffwechsel verrücktspielt, das heißt, der Körper produziert spezielle Cholesterinmoleküle, die besonders schädlich für die Arterien sind. Gleichzeitig werden Entzündungsstoffe freigesetzt, die zur Entstehung von Arteriosklerose beitragen, aber auch die Bildung von bösartigen Tumoren begünstigen.

Das Metabolische Syndrom ist also eine massive Störung im Körper, gekennzeichnet durch Übergewicht, Insulinresistenz, hohen Blutdruck und Entgleisung des Fettstoffwechsels.

Das Metabolische Syndrom ist an sich aber noch keine Krankheit – es ist der Vorläufer von Krankheiten, die, wie schon erwähnt, vor allem das Herz und das Gehirn gefährden.

Es gibt auch eine gute Nachricht: Wenn es einem betroffenen Patienten gelingt, abzunehmen, und seien es auch nur fünf bis zehn Prozent des Ausgangsgewichts, dann reduziert sich damit sofort das Risiko, das heißt, die Stoffwechselstörung bildet sich, oft vollständig, zurück.

Was folgt daraus? – ABNEHMEN!

Sie haben gut reden! Was glauben Sie, wie oft ich schon versucht habe abzunehmen? Mit Diäten, mit Wenig-Essen, mit diesen blöden Eiweißdrinks. Und was ist dabei herausgekommen? Zuerst ist das Gewicht tatsächlich runtergegangen, aber nach ein paar Monaten habe ich sogar mehr gewogen als am Anfang! Der berüchtigte Jo-Jo-Effekt.

Genau. Deshalb habe ich es jetzt aufgegeben.

Ich verstehe das sehr gut. Aber vielleicht sollten Sie die medizinischen Hintergründe dieser für Sie so frustrierenden Erfahrungen kennenlernen. Und mit diesen Kenntnissen dann eine andere Strategie verfolgen.

Der Körper verteidigt gnadenlos sein Übergewicht

Energie*zufuhr* ist das eine. Wie der Körper die zugeführte Energie *verwertet*, das andere. Und da hat die Wissenschaft in den letzten Jahren erstaunliche Dinge entdeckt. Wir wussten zwar schon lange, dass zum Beispiel die Schilddrüse, die zusammen mit anderen Organen den Energieverbrauch regelt, bereits nach einer Woche mäßigen Fastens den Stoffwechsel dramatisch herunterreguliert. Nach dem Motto: *Achtung, es droht eine Hungersnot! Ab sofort werden auch winzigste Nahrungsmengen zur Energiegewinnung ausgenützt oder als Vorratsspeck gespeichert!* Diese Strategie hat unseren Steinzeit-Vorfahren mit ihren unsicheren Jagderfolgen in mageren Zeiten das Leben gerettet. Wir wissen auch, dass sich diese maximale Futterverwertung am Ende der reduzierten Nahrungszufuhr nicht sofort wieder auf »normal« umstellen kann, sondern weiterwirkt. Dadurch nimmt man auch bei sehr vorsichtiger Steigerung der Kalorienzufuhr sofort wieder zu. Was wir bisher nicht wussten: Wie unglaublich lange diese intensive Nahrungsverwertung anhält, dass der Körper es sozusagen ablehnt, seine einmal angelegten Speckpölsterchen und die Fettdepots im Bauch auf Dauer abzubauen. Die Wissenschaft ist gerade dabei, die genauen Ursachen zu erforschen,

Diäten machen dick. Alle.

die dafür verantwortlich sind. Da geht es vor allem um die Hormone und Enzyme, die von bestimmten Zellen des Magens, des Darms, der Bauchspeicheldrüse, der Leber sowie vom Fettgewebe produziert und im Gehirn koordiniert werden. Sie tragen merkwürdige Namen wie *Leptin, Ghrelin, Cholezystokinin*, wirken appetitfördernd oder -hemmend und verändern sich sofort, wenn die Nahrungszufuhr gedrosselt wird. Zusammen mit Dutzenden anderer Hormon- und Nervensignale bilden sie eine starke Armee, die das vorhandene Körpergewicht gegen jeden Abnehmversuch mit den Waffen Heißhunger, Frust- und Lustessen sowie durch maximale Nahrungsverwertung verteidigt. Und zwar auf Dauer verteidigt: Noch nach über einem Jahr sind erhöhte Hormonspiegel nachweisbar, die den Appetit anregen und die Gewichtszunahme begünstigen.

Auch die *Mikrobiota*, die Billionen von Darmbakterien, die uns bei der Verdauung helfen, haben offensichtlich starken Einfluss darauf, wie der Körper Nahrung verwertet. So stark, dass man bereits versucht hat, Stuhlproben von Normalgewichtigen auf Übergewichtige zu übertragen. Im Tierversuch hat das schon gut geklappt; die übergewichtigen Mäuse haben danach eindrucksvoll abgenommen. Ob diese Methode aber auch beim Menschen wirkt, ist derzeit noch ungewiss.

Noch Fragen?

Hat es denn überhaupt einen Sinn, gegen solche Zustände im Körper anzukämpfen? Wenn alles Fasten nichts hilft, wozu soll ich mich dann quälen?

Sie sollen sich eben *nicht* quälen. Zugegeben, wenn man einen Body-Mass-Index von über 40 hat, werden konventionelle Maßnahmen nichts mehr bringen. Mäßiges bis mittleres Übergewicht aber kann man auf Dauer reduzieren, ohne dabei seine Lebensfreude zu verlieren.

Soll ich mir nicht einfach den Magen verkleinern lassen? Dann wäre doch alles Fasten nicht mehr nötig.

Erstens gibt es bei einer Operation kein »einfach«, noch dazu bei einer, die einen tiefen Eingriff in den Körper und das zukünftige Leben bedeutet. Zweitens müssten Sie danach Ihr Essverhalten ebenfalls grundsätzlich ändern. Aber darauf kommen wir noch – in aller Ausführlichkeit (siehe Seite 94). Zunächst aber die wissenschaftlich geprüften Empfehlungen für eine dauerhafte gesunde Gewichtsreduktion.

Erfolgreich abnehmen

»Dauerhafter Gewichtsverlust erfordert eine Langzeit-Veränderung im Verhalten und im Lebensstil«, schreibt Professor Alain Golay, Chef der Adipositas-Klinik am Universitätshospital in Genf.[*] Und er fügt hinzu, dass der Übergewichtige schon einen gewissen Anfangspreis zahlen muss für das angestrebte Ziel und den Erfolg. Wichtig sei dabei, dass dieser Preis nicht zu hoch ist und dass der Betroffene sich dabei auf einen längeren Weg einstellen muss.

Und so könnte Ihr Langzeitplan aussehen:

1. Erreichbares Ziel festlegen
2. Ein bis zwei Wochen genaues Ernährungstagebuch führen

---

[*] The Lancet Perspectives, Vol. 356, Dec. 2000

3. Ernährungsberatung bei einem Experten
4. Mahlzeiten und Zwischenmahlzeiten festlegen
5. Portionsgrößen vermindern, Essenstempo reduzieren
6. Feste Zeiten für körperliche Aktivität oder Sport vereinbaren
7. Belohnungen ausdenken
8. Hin und wieder »sündigen«
9. Kurze Rückfälle als normal betrachten

Im Einzelnen:

1. Dauerhaft nehmen Sie nur ab, wenn Sie *langsam* abnehmen. Das Ziel von 12 bis 15 Kilo in einem Jahr, also ein bis zwei Kilo im Monat, ist realistisch und würde Ihren Körper nicht in den Hungermodus jagen, bei dem das Abnehmen fast unmöglich ist (siehe Seite 88).
2. In so einem Tagebuch sollten Sie zunächst alles, wirklich AL-LES, was Sie essen und trinken, präzise notieren. Vom Wurstbrot zum Frühstück bis zur dritten oder vierten Limonade oder Cola bis zu den »paar« Kartoffelchips beim Fernsehen.
3. Den guten Ernährungsberater müssen Sie selbst finden. Dabei kann Ihnen allerdings Ihre Krankenkasse oder Ihr Hausarzt helfen. (Die Mehrzahl der Hausärzte hat selbst meist wenig Ahnung von Ernährung, weil die Unis einem das Fach im Medizinstudium normalerweise nicht beibringen.)

   Zusammen mit diesem Experten können Sie dann anhand Ihrer Aufzeichnungen die typischen Dickmacher erkennen und überlegen, durch welche anderen, kalorienärmeren Nahrungsmittel sie sich ersetzen lassen. Ein guter Berater wird Ihnen nichts vorschlagen, was Sie absolut nicht mögen, und Sie selbst an der Auswahl beteiligen, wenn es darum geht, die morgendlichen Butterhörnchen zum Beispiel durch Joghurt mit frischem Obst und den Doppel-Whopper durch Gemüse oder einen selbst angemachten gemischten Salat zu ersetzen. Nicht zu vergessen: Die gesüßten Limonaden, die oft die Hauptschuldigen am Dickwerden sind, sollten Sie in jedem Fall durch Mineralwasser oder, wenn Sie mögen, durch Kräutertees ersetzen. Wein, Bier und anderen Alkohol müssen Sie leider auch reduzieren.

Vermutlich werden Sie sich auf Dauer für eine »Mittelmeer«-Ernährung entscheiden (mehr dazu in Kapitel 7, ab Seite 120).

Wichtig ist es, das Ernährungstagebuch sorgfältig weiterzuführen und vor allem auch den übrigen Tagesablauf kurz zu notieren. Dadurch können Sie und Ihr Ernährungsspezialist erkennen, welche Situationen oder Gefühle – Ärger, Stress oder auch simple Esslust – Sie zu Heißhungerattacken mit entsprechenden Rückfällen in frühere Gewohnheiten treiben. Außerdem haben Sie mit diesem Protokoll eine gute Grundlage, was Ihre Kenntnisse über »richtige« und »falsche« Ernährung betrifft. Nach einiger Zeit – das kann ich Ihnen versprechen! – werden Sie ihr neu eingeübtes Essverhalten als normal und ganz selbstverständlich ansehen.

An eine neue, gesündere Art zu essen gewöhnt man sich sehr schnell

4. Als fatal für das Gewicht hat sich die Gewohnheit erwiesen, statt fester Mahlzeiten mal dieses oder jenes aus dem Kühlschrank oder Snacks aus dem Supermarkt zu essen. Die Ernährungsmedizin empfiehlt drei Mahlzeiten pro Tag zu möglichst festgesetzten Zeiten und dazwischen statt Schokoriegel oder Chips einen Apfel oder Karotten. Wenn Sie in einer Firma beschäftigt sind, die noch nicht begriffen hat, dass die Gesundheit ihrer Mitarbeiter von Vorteil für deren

Arbeitskraft ist, wenn die Kantine also nur lausige Industrienahrung anbietet, dann müssen Sie sich Ihr Mittagessen eben von zu Hause mitbringen. Oder mit Kollegen eine Protestaktion starten.

5. Studien haben ergeben, dass Übergewichtige meist zu große Portionen essen. Und dass diese Angewohnheit von den Fast-Food-Ketten unterstützt wird, indem sie megagroße »Schnäppchen«-Portionen bewerben. Wenn man dagegen um ein Drittel weniger auf seinen Teller lädt und sich dafür ein Drittel mehr Zeit zum Essen nimmt, hat man eine ganze Menge gewonnen, weil der Sättigungseffekt dann früher einsetzt. (Das gilt auch für Getränke – Becher mit einem ganzen Liter Cola oder Limo sind zum Beispiel in New York gerade verboten worden.)

6. Über die Bedeutung von Sport und Bewegung brauche ich hier nichts mehr zu sagen. Der ganze Stoffwechsel wird durch körperliche Aktivität angeregt, Energie verbrannt und die Verdauung beschleunigt. Feste Sportzeiten, vielleicht zwei oder drei Mal pro Woche jeweils eine Stunde, sollten Sie konsequent einhalten. Man darf sich allerdings nichts vormachen: Um einen Schokoriegel von 50 Gramm zu »verbrennen«, muss man beispielsweise eine ganze Stunde lang spazieren gehen!

7. Es hat sich herausgestellt, dass die Aussicht auf eine Belohnung jeden Abnehmwilligen sehr motiviert. Überlegen Sie sich also, womit Sie sich nach den ersten drei verlorenen Kilos eine echte Freude machen könnten. Für neue Klamotten ist es wahrscheinlich zu früh – der Effekt auf die Kleidergröße ist wohl noch zu gering. Und es muss ja nicht gleich ein neues Fahrrad sein, obwohl das natürlich im Sinne der Sache wäre. Aber ein Konzertbesuch, ein Ausflug mit Freun-

den, ein besseres Smartphone – nun, Ihnen wird ganz sicher etwas Verlockendes einfallen.

8. Angenommen, Ihre Freundin hat Geburtstag, Sie sind selbstverständlich zur Feier eingeladen – es gibt die tollsten Sachen zu essen. Dann langen Sie zu! Auch beim Wein! Vernünftig abnehmen heißt nicht, sich immer und überall kasteien zu müssen. Denn schließlich soll sich Ihre Lebensqualität in den ein, zwei Jahren, in denen Sie langsam Ihr Übergewicht verlieren, eher steigern. Sie werden erfahren, dass Lebensfreude mit allen möglichen Dingen und nicht nur mit Essen zu tun hat. Positiv denken ist übrigens unglaublich wichtig für den Erfolg.

9. Natürlich wird es Rückschläge geben. Experten sagen, dass solche Rückfälle sogar sinnvoll sind, weil man die Gründe analysieren und daraus lernen kann, um sie beim nächsten Mal zu vermeiden. Von Leuten, die erfolgreich und auf Dauer ihr Wunschgewicht erreicht haben, weiß man, dass das Gefühl, etwas Wichtiges vollbracht zu haben, ihr ganzes Leben positiv beeinflusst.

Das alles können auch Sie schaffen!

Abnehmen durch Magenverkleinerung

Jeder, der mit dem Gedanken spielt, starkes Übergewicht durch chirurgische Maßnahmen anzugehen, muss wissen: Eine sogenannte bariatrische oder metabolische Operation (Adipositas-Chirurgie) bedeutet einen massiven Eingriff in den Körper und darüber hinaus einen, der (mit Ausnahme des »Magenbands«) nicht mehr rückgängig zu machen ist. Deshalb haben auch die medizinisch-ethischen Gremien und die Krankenkassen festgelegt, dass eine solche Operation nur bei »krankhafter Fettsucht«, also bei einem Body-Mass-Index von mindestens 40 erlaubt ist. Und dass ärztlich begleitete Abnehmversuche dem Eingriff vorausgehen und nachgewiesen werden müssen. Ausnahmen sehen die Ärzte bei Patienten, die zwar noch nicht so stark übergewichtig sind (BMI > 35), die aber bereits an Diabetes oder anderen Krankheiten leiden und durch eine solche Operation eine Verbesserung oder gar Normalisierung ihres Stoffwechsels erwarten können.

Es geht also um eine lebensverändernde Maßnahme. Die Risiken der jeweiligen Operationen sind zunächst relativ gering, aber nicht ausgeschlossen (es kann zu einem Darmverschluss oder zu Blutungen kommen). Die Langzeitfolgen sind jedoch gravierend und müssen unbedingt vorher bedacht und gegen die möglichen Folgen des Übergewichts abgewogen werden.

Die Methoden der Adipositas-Chirurgie

Das Magenband

In Schlüssellochtechnik wird ein verstellbares Band um den oberen Teil des Magens geschlungen, sodass dessen Fassungsvermögen stark eingeschränkt ist.

Vorteil: Das Band kann nachgestellt und auch wieder entfernt, der Normalzustand also wiederhergestellt werden.

Nachteil: Die Gewichtsabnahme ist relativ gering (ca. 20 Prozent).

Der Schlauchmagen (Sleeve-Gastrektomie)

Dabei werden 80 Prozent des Magens der Länge nach entfernt, sodass ein schlauchförmiger Rest zurückbleibt, der nur noch ungefähr 100 bis 150 Milliliter Volumen besitzt.

Vorteil: Der Rest des Verdauungstrakts bleibt unberührt und funktioniert weiter normal. Mit dem entfernten Teil werden auch hormonproduzierende Zellen beseitigt, die bisher ständig »Hunger« signalisiert haben.

Nachteil: Ein Mangel an Vitaminen (z. B. Vitamin B 12), die normalerweise im Magen aufgenommen werden. Die brauchen Sie nach so einer OP zusätzlich.

Der Magen-Bypass (sog. Roux-en-Y-Bypass)

Der Magen wird bei dieser Operation wenige Zentimeter unterhalb des Eingangs durchtrennt und an eine untere Dünndarmschlinge angenäht.

Vorteil: Starke Gewichtsabnahme.

Nachteil: Vitamine, Spurenelemente und Eiweiß können nicht mehr ausreichend vom Körper aufgenommen werden, sodass man sie sich zusätzlich zuführen muss. Es kann zu häufiger Übelkeit mit Kreislaufproblemen (Dumping-Syndrom) kommen.

Bilio-pankreatische Diversion

Der Magen wird – ähnlich wie beim Schlauchmagen – verkleinert. Zusätzlich wird ein großer Teil des Dünndarms ausgeschaltet.

Vorteil: Auch hier kommt es zu einer starken Gewichtsabnahme.

Nachteil: Die Aufnahme von Nährstoffen, Vitaminen und Spurenelementen ist in dem verkürzten Darm nur noch teilweise möglich. Die dadurch entstehenden Mangelzustände müssen Sie lebenslang durch entsprechende Präparate ausgleichen.

Das Prinzip aller hier erwähnten Operationen besteht also zum einen in der Beschränkung der Magengröße. Man ist danach schon bei geringer Nahrungsaufnahme »satt« bzw. kann gar nicht mehr essen. Zum anderen wird, zumindest bei zwei der Operationsmethoden, die Verdauung der Nahrung durch den Darm behindert. Dadurch werden aber auch wichtige Vitamine, Eisen, Kalzium und andere Spurenelemente nicht mehr ausreichend vom Körper aufgenommen und müssen meist lebenslang durch Tabletten ersetzt werden. Die Patienten sind außerdem in jedem Fall gezwungen, nach dem Eingriff ihre Ernährung auf Dauer umzustellen. Dennoch kann sich die Darmfunktion verändern, können Übelkeit, Erbrechen und Durchfälle auftreten und eine weitere Operation notwendig machen. Auch psychische Probleme sind danach nicht selten. Nur eine lebenslange Nachbehandlung kann all diese Folgen oft verhindern.

Trotz dieser Risiken und Einschränkungen ist eine metabolische Operation für viele Übergewichtige aber doch so etwas wie die Rettung. Ihr Gewicht nimmt meist dramatisch ab (in Langzeitstudien wird allerdings nur von ca. 20 Prozent berichtet), der Zuckerstoffwechsel kann sich normalisieren. Die Patienten leiden seltener unter Herz-Kreislauf-Krankheiten, ihre Lebenserwartung, aber auch Selbstwertgefühl und soziale Anerkennung steigen.

Die Entscheidung, welche der angebotenen Methoden in Frage kommt, müssen Patient und Arzt gemeinsam treffen. Wobei der Chirurg oft einen Eingriff bevorzugt, mit dem er bisher die meiste Erfahrung und die besten Ergebnisse erzielt hat. In jedem Fall sollten Sie einen solchen Eingriff nur in Zentren vornehmen lassen, die sich darauf spezialisiert haben.

Wehret den Anfängen!

Die einfachste Methode, Übergewicht zu bekämpfen, besteht darin, gar nicht erst dick zu werden. Leicht gesagt, ich weiß. Denn die Probleme fangen oft schon in der Kindheit an. Statistiken belegen, dass bereits viele Grundschulkinder und erst recht Jugendliche in einem erschreckenden Ausmaß an Übergewicht leiden und ihre Gewichtsprobleme dann fast immer ins Erwachsenenalter mitnehmen. (Mehr dazu in Kapitel 3, ab Seite 47.)

Auch wir Erwachsenen haben, wenn wir ehrlich sind, große Defizite, was körperliche Aktivität angeht. Radfahren zum Einkaufen? Ach was, ich nehm' lieber das Auto. Sport? Ja, sollte ich, hab' aber keine Zeit. Dazu die Verführung mit den überall in Massen verfügbaren »praktischen« Gerichten, die man nur in die Mikrowelle legen muss, die aber teuflisch viel Fett und Zucker enthalten, außerdem der stets wohl gefüllte Kühlschrank, die Chipstüte beim Fernsehen und so weiter. Erschwerend kommt hinzu, dass der Körper seinen Stoffwechsel ungefähr ab dem 40. Lebensjahr langsam herunterreguliert, sodass man von da an (sofern man nicht Leistungssportler ist) grundsätzlich weniger Nahrungsenergie bräuchte. Wer das nicht berücksichtigt, wer also fröhlich weiter isst wie bisher, nimmt selbstverständlich zu. Wie so viele. Genau das gilt es also zu verhindern.

Übergewicht zu vermeiden ist so viel einfacher, als es wieder loszuwerden

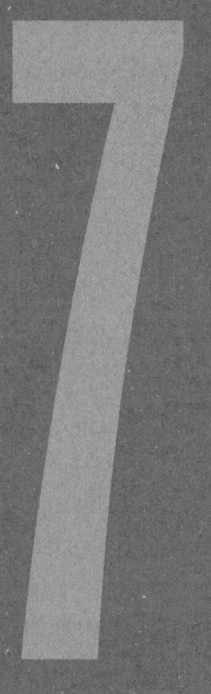

7

Mein Herz soll stark bleiben

Über das Herz, seine Funktion, seine Gefährdungen und Krankheiten habe ich bereits ein ganzes Buch geschrieben.* In diesem Kapitel soll es vor allem darum gehen, wie wichtig es für Ihr Leben insgesamt ist, das Herz vor Gefahren zu schützen und bei seiner täglichen Schwerstarbeit zu unterstützen.

Schwerstarbeit? In der Tat. Das Herz ist bekanntermaßen ein Muskel, genauer: eine Kombination von Muskelsträngen, die sich rhythmisch zusammenziehen und wieder entspannen, 60 bis 70 Mal in der Minute, 100.000 Mal in 24 Stunden. In dieser Zeit werden ungefähr 8.000 Liter Blut durch den Körper gepumpt.

Wenn Sie diese Zahlen jetzt mit den 365 Tagen des Jahres und mit Ihrem Alter multiplizieren, dann erhalten Sie eine Vorstellung von der Arbeit, die Ihr Herz bereits für Sie geleistet hat.

Und Sie – haben Sie alles getan, um Ihrem Herz seine Tätigkeit so leicht wie möglich zu machen? Und es vor Schäden zu schützen? Vermutlich nicht. Sie haben immer mal wieder zu wenig geschlafen, zu viel Alkohol getrunken, womöglich eine Zeitlang geraucht, wochenlang keinen Sport gemacht und sich vielleicht zu viele Hamburger oder Tortenstücke gegönnt und so das Fettgewebe, das Ihr Herz mit Blut versorgen muss, unnötig vermehrt. Aber keine Sorge – das nimmt Ihnen Ihr Herz noch nicht übel. Wie fast alle Gewebearten im Körper kann sich auch der Herzmuskel regenerieren, wenn er nicht zu sehr geschädigt wurde. Das heißt, von der leichten Vergiftung, die seine Zellen durch eine gelegentliche Überdosis Wein oder Bier erleiden, können diese sich nach Stunden oder Tagen wieder erholen (vorausgesetzt, Sie belasten das Herz in der Zeit

---

* Dr. Marianne Koch: Das Herz-Buch, dtv, München 2011

nicht aufs Neue). Und den Trainingsmangel, den Sie spüren, wenn Sie auf einmal Mühe haben, drei oder vier Stockwerke flott hinaufzusteigen, können Sie durchaus wieder aufholen – solange Ihr Herz gesund ist. Worunter das Herz wirklich leidet, auf Dauer und womöglich für immer, das sind andere Probleme.

Die schlimmsten Feinde des Herzens

Als die gefährlichsten Faktoren, die ein vorzeitiges Altern und mit der Zeit womöglich das Versagen des Herzmuskels verursachen, gelten: hoher Blutdruck, Diabetes, Rauchen, hohes Cholesterin und Dauerstress. Vor diesen Feinden müssen Sie sich schützen. Aber der Reihe nach.

Gefahr Nr. I: Hoher Blutdruck

Nach neuesten Statistiken leidet hierzulande jeder Zweite über 55 Jahren an mehr oder weniger ausgeprägtem Hochdruck. Die Ursachen sind meist unbekannt, oft aber genetisch, also erblich bedingt. Das gilt auch für viele Leute, die voller Überzeugung von sich sagen, dass sie immer einen eher niedrigen Blutdruck hätten. Wenn man sie allerdings fragt, wann der zuletzt gemessen wurde, dann können sie sich oft nicht genau erinnern …

Erhöhten Blutdruck spürt man nicht – jedenfalls nicht sofort. Das macht ihn so tückisch. Worin besteht seine Gefahr für unser Herz? Wie Sie wissen, wird der Blutdruck durch zwei Zahlen definiert. Die höhere Zahl gibt den Druck an, der in den Blutgefäßen, also in den Arterien herrscht, wenn sich der Herzmuskel zusammenzieht und das Blut aus der linken Kammer mit großer Kraft in die Hauptschlagader und von dort in den ganzen Körper presst; die kleinere Zahl misst den Druck in den Arterien, während sich der Herzmuskel entspannt und neues Blut aufnimmt. (Die Medizin spricht vom systolischen bzw. diastolischen Blutdruck.) Normalerweise sind die Arterien so elastisch, dass sie sich unter dem Schwall des Blutes erweitern, danach wieder zusammenziehen und so die Druckwelle weiterleiten. Im Lauf der Zeit kommt es zur Alterung, also einer Veränderung dieser Blutgefäße – sie werden steifer, weniger elastisch und können so den Blutschwall nicht mehr so gut »abfedern«. Dadurch aber erhöht sich der Druck

Der Blutdruck sollte ca. 130/80, maximal 140/90 betragen

in ihrem Inneren und ein Teufelskreis beginnt: Als Erstes verändert sich die sehr empfindliche Innenhaut der Adern. Ihre Zellen bilden Unregelmäßigkeiten und kleinste Risse, in denen sich Blutplättchen, Cholesterinpartikel und Kalk festsetzen. Damit beginnt die Arteriosklerose, die gefürchtete Alterskrankheit, die aus den geschmeidigen Muskelschläuchen starre, enge Rohre macht, in denen der Druck weiter steigt und damit auch der Widerstand, gegen den das Herz dann pumpen muss.

Eine Zeitlang bemüht sich der Herzmuskel, diesen Widerstand durch größere Kraft auszugleichen. Dann aber verändert sich auch seine Struktur.

Ein »Hochdruckherz« wird definiert durch die Verdickung der einzelnen Muskelfasern und durch Bindegewebe, das sich zwischen den Fasern bildet. Darunter leidet die Durchblutung, weil die winzigen Äderchen zwischen den Muskelzellen eingeengt werden und das größer und steifer gewor- dene Herz immer weniger mit Sauerstoff und Nährstoffen versorgen können. Im Lauf der Jahre nimmt dann die Kraft des Herzmuskels ab, es kommt zu Rhythmusstörungen, womöglich zu Vorhofflimmern, auch weil sich die Herzkranzgefäße verändern – mit anderen Worten: Das Herz wird krank. Und zwar für immer. Diesen Prozess müssen Sie verhindern.

Zu hoher Blutdruck gilt als »stiller Killer«, weil Sie ihn zunächst nicht spüren

Wie hoch Ihr Blutdruck (in Ruhe) sein sollte, wissen Sie sicher: 125 bis 135 zu 80 wären ideal, wobei der obere Wert nicht höher als 140, der untere nicht höher als 90 sein darf.

Sogenannten Risikopatienten, also solchen, deren Herz bereits geschädigt ist oder die zusätzlich unter Diabetes oder einer Nierenkrankheit leiden, empfiehlt man neuerdings, den Druck noch niedriger einzustellen (ca. auf 120/80), weil man in großen Studien festgestellt hat, dass die Lebenserwartung damit deutlich steigt.

So erreichen Sie normale Blutdruckwerte

Zunächst gilt es, Krankheiten auszuschließen, die mit erhöhtem Blutdruck einhergehen (Überfunktion der Schilddrüse, Nierenerkrankung, Blutdruck steigernde Tumore etc.). Dann:

1. **Übergewicht abbauen.** Schon drei Kilo weniger beeinflussen Ihren Blutdruck positiv!
2. **Mehr körperliche Aktivität** (wieder einmal – ich weiß). Beim Sport oder zügigem Spazierengehen steigt der Druck zwar momentan an (wie schon beim Treppensteigen), fällt aber durch kontinuierliches Training insgesamt deutlich ab.

Die schlimmsten Feinde des Herzens   103

3. **Salzarm essen.** Salz wird vom Körper zurückgehalten, erhöht die Menge der gespeicherten Flüssigkeit und so auch das Blutvolumen – das Herz muss folglich mehr arbeiten. Vorsicht vor verstecktem Salz in Wurst, Brot, Käse und vorgefertigten Nahrungsmitteln!

4. **Medikamente.** Wenn die Selbsthilfe nicht zum Erfolg führt, bleibt Ihnen keine andere Wahl, als mit Ihrem Hausarzt (oder einem Internisten) die speziell für Sie geeigneten Medikamente herauszufinden bzw. auszuprobieren. Es gibt so viele gute Blutdruckmittel, dass Sie nach einiger Zeit sicher die Tabletten erhalten – vielleicht auch eine Kombination aus mehreren Präparaten –, die bei Ihnen keine Nebenwirkungen verursachen, außer vielleicht am Anfang eine gewisse Müdigkeit, bevor sich der Körper an die niedrigeren Werte gewöhnt hat. Diese Mittel müssen Sie dann allerdings regelmäßig nehmen.

Ich hatte einmal eine Patientin, die nach ein paar Wochen verzweifelt in die Praxis kam. Ja, die Werte hätten sich wunderbar normalisiert. Deshalb habe sie die Medikamente ja auch gleich wieder weglassen können. Aber jetzt sei der Blutdruck schon wieder so hoch!

Als Hochdruck-Patient sollten Sie ein eigenes Messgerät haben und – vor allem wenn Sie neu eingestellt werden – zu unterschiedlichen Tageszeiten Ihren Ruhe-Blutdruck (nach fünf Minuten entspanntem Sitzen) messen. Sind die Schwankungen dabei sehr hoch und irgendwie nicht erklärbar, dann sollte Ihnen Ihr Arzt ein 24-Stunden-Blutdruckgerät anlegen, das solche Schwankungen registriert. Damit kann man erkennen, ob Sie die Medikamente ändern oder eventuell nur zu einer anderen Tageszeit einnehmen müssen.

Gefahr Nr. 2: Diabetes

Die typische zu hohe Zuckerkonzentration im Blut ist Gift für die großen, vor allem aber für die kleinen Blutgefäße, die tief im Herzmuskel verlaufen und die schwer arbeitenden Muskelzellen mit Nahrung und Sauerstoff versorgen.

Es gibt zwei Arten von Diabetes. Zum einen den Diabetes Typ 1, bei dem, meist ausgelöst durch eine Infektion, die Beta-Zellen der Bauchspeicheldrüse absterben und dadurch das lebenswichtige Insulin nicht mehr produzieren können. Als Folge muss man dem Körper lebenslang Insulin von außen, also durch Spritzen, zuführen. Es kommt allerdings darauf an, dass der Zuckerstoffwechsel möglichst im Normbereich bleibt. (Aber Vorsicht! Keine zu niedrigen Werte anstreben, denn Unterzuckerung kann zu Bewusstlosigkeit führen und ist dadurch hochgefährlich.)

Viel häufiger ist Diabetes Typ 2. Dabei wird zunächst noch genügend Insulin produziert. Die Muskelzellen können das Insulin aber nicht mehr verwerten, weil sie resistent, also unempfindlich, geworden sind. Ohne die Hilfe des Insulins ist der Körper nicht mehr in der Lage, den Zucker (medizinisch: Glukose) aufzunehmen und in Energie zu verwandeln. Die Folge: die Zellen hungern und der Glukosespiegel im Blut steigt an, das schädigt die Arterien und den Herzmuskel. Ursachen dieser Krankheit sind eine gewisse erbliche Vorbelastung, vor allem aber Überernährung plus Bewegungsmangel und damit Übergewicht, erhöhter Blutdruck, erhöhte Blutfette. Die Ärzte nennen den Zustand »Metabolisches Syndrom« (siehe auch Kapitel 6, Seite 86).

Ob Ihr Zuckerstoffwechsel in Ordnung ist, erfahren Sie durch einen einfachen Test beim Hausarzt: Am Vortag normal und eher kohlehydratreich ernähren. Dann 10 Stunden, also über Nacht, nichts essen und höchstens Wasser trinken. Danach beim Arzt den Nüchtern-Blutzucker messen lassen. Der Wert sollte dann 100 mg/dl (= 5,6 mmol/L) nicht übersteigen. Schon ein Nüchternwert von 125 mg/dl gilt als *Prä-Diabetes*, also als Gefährdung, zuckerkrank zu werden.

Übrigens: Wenn schon Kinder mit fetten, süßen Industrieprodukten ernährt und dadurch bereits in jungen Jahren übergewichtig werden und sich gleichzeitig zu wenig bewegen, steigt auch bei ihnen das Risiko, an Diabetes zu erkranken – mit allen fatalen Folgen für die Gesundheit von Herz und Kreislauf. Der jüngste bekannt gewordene Diabetiker Typ 2 war gerade einmal fünf Jahre alt!

So schützen Sie sich vor Diabetes

- **Schlank bleiben!** Ein Body-Mass-Index über 30 begünstigt in der Regel eine diabetische Stoffwechsellage. Bei zuckerkranken Eltern sollte Ihr BMI deutlich darunter, idealerweise zwischen 22 und 25, liegen.
- **Körperlich aktiv sein!** Je konsequenter Sie sich bewegen, mit Sport wie Gymnastik, Wandern, Joggen (die Jüngeren) oder wenigstens Spazierengehen (die Älteren), desto besser.

- **Süßes nur in Maßen!** Selbstverständlich dürfen Sie auch Kuchen oder Schokolade essen – aber bitte nicht regelmäßig oder in größeren Mengen. An ungezuckerten Tee oder Kaffee kann man sich übrigens in kürzester Zeit gewöhnen. Von Süßstoff raten die Ernährungsfachleute ab, da er hungrig macht. In jedem Fall ist es besser, statt Zucker- oder Weißmehlprodukten, deren Glukose quasi ungebremst ins Blut übergeht, Vollkornprodukte, Gemüse oder Salate zu bevorzugen. Deren Inhaltsstoffe müssen nämlich erst langsam im Darm zerlegt werden, bevor sie der Körper aufnehmen kann. Dadurch brauchen die Zellen viel weniger Insulin und der Blutzuckerspiegel bleibt gleichmäßig niedrig.

Natürlich ist es besser, Diabetes zu verhindern, aber es gibt inzwischen auch gute Nachrichten für Zuckerkranke:

Neben den üblichen Medikamenten, die Diabetikern helfen, einen einigermaßen normalen Blutzuckerspiegel zu erreichen, hat man jetzt ein neues Medikament entwickelt, von dem mehrere große Studien zu beweisen scheinen, dass es vor allem die Zahl der bei Diabetikern so häufigen Herzinfarkte und ihre Todesrate herabsetzt. Ich drücke mich mit Absicht so vorsichtig aus, weil man bei ganz neuen Medikamenten nie weiß, wie sie sich auf Dauer und nach millionenfacher Anwendung bewähren.

Limonaden oder Colagetränke können schädlich sein – sie enthalten zu viel Zucker!

Das Mittel enthält den Wirkstoff *Empagliflozin* (Handelsname *Jardiance®*) und funktioniert – wie noch nicht zugelassene ähnliche Wirkstoffe – durch eine erhöhte Zuckerausscheidung der Niere, die wiederum zu einem niedrigeren

Glukosespiegel im Blut führt. Man nimmt an, dass die damit verbundene Wasserausscheidung auch blutdrucksenkend wirkt und das Herz entlastet.

Gefahr Nr. 3: Nikotin

Die Begründung kann ich mir ersparen. Sie finden sie in aller Ausführlichkeit in Kapitel 3, ab Seite 40. Aber Sie brauchen wahrscheinlich gar keine Begründung. Sie wissen nur zu genau, dass Zigarettenrauchen Gift für Ihre Blutgefäße ist und damit auch für die Blutversorgung Ihres Herzens. Sie wissen auch, dass Rauchen Krebs fördert (besonders Krebs der Atemwege, der Mundhöhle und der Harnblase) und dass durch die Veränderung der Arterien auch die Leistungsfähigkeit des Gehirns abnimmt.

Sie müssen sich also, um Ihren Körper, vor allem aber Ihr Herz zu schützen, von der Nikotinsucht befreien. Es geht nicht nur um die Alterung und Verengung Ihrer Blutgefäße, die das Herz auf Dauer »verhungern« lassen. Es geht auch darum, dass Nikotin bei jedem Zug an der Zigarette einen kurzzeitigen leichten Krampf der Blutgefäße auslöst und diese dadurch noch weiter verengt. Wie Sie es machen, ob mit »Schlusspunkt« (siehe Seite 41) oder mit langsamer Entwöhnung, bleibt Ihnen überlassen. Und wenn Sie es beim ersten Mal nicht schaffen, dann bestimmt im zweiten oder dritten Anlauf. Ich wünsche Ihnen dazu viel Glück!

Gefahr Nr. 4: Zu hohes Cholesterin

Über die Blutfette, vor allem über die Rolle, die das Cholesterin für unsere Gesundheit spielt, wird bis heute viel diskutiert. Zweifelsfrei ist aber, dass ein zu hoher Cholesterinwert die Arterien, also die Lebensadern Ihres Herzens, nachhaltig schädigt. Nur: wie hoch ist zu hoch?

Cholesterin ist eine Substanz, die wir sowohl selbst im Körper – nämlich in der Leber – bilden als auch durch die Nahrung, hauptsächlich durch tierische Fette, aufnehmen. Wir brauchen Cholesterin, um eine Reihe von lebenswichtigen Stoffen herzustellen, zum Beispiel die Gallenflüssigkeit, Hormone wie das Kortison und die Isolierschicht der Nervenzellen.

Ist mein Cholesterinspiegel zu hoch?

Was wir im Blut messen, sind *Lipoproteine*, sozusagen die Lieferwagen, die das Cholesterin aufgeladen haben und es in die Leber und zu den jeweiligen Zellen befördern. Diese Lipoproteine – Eiweißmoleküle – sind keine einheitlichen Transporter, sondern unterscheiden sich durch ihre Dichte und damit auch durch die Menge des Cholesterins, das sie im Körper verteilen. Das *Low Density Lipoprotein* (LDL) gilt als das schädliche, das *High Density Lipoprotein* (HDL) als das günstige (weil es im Blut herumirrende Cholesterinpartikel wieder einsammelt).

Um festzustellen, ob Sie zu viel Cholesterin im Blut haben, wird Ihr Arzt nicht nur die Cholesterin-Gesamtmenge, sondern vor allem die jeweilige Menge von LDL und HDL bestimmen lassen. Grenzwert für das LDL-Cholesterin sind 150 mg/dl (falls noch andere Herz-Risikofaktoren vorhanden sind, sollte es weniger sein, höchstens 100 mg/dl), während das HDL-Cholesterin mindestens 40 mg/dl betragen sollte. Man kann auch den Quotienten aus diesen beiden Werten ermitteln, also LDL geteilt durch HDL, der sollte dann höchstens 3 betragen.[*] Ist dieser Quotient höher, sind die Arterien in Gefahr – und dadurch die Blutversorgung Ihres schwer arbeitenden Herzens.

Nehmen wir einmal an, Ihr Cholesterinwert ist zu hoch. Dabei handelt es sich in den meisten Fällen um eine genetische Veranlagung – das heißt, Ihr Körper produziert einfach zu viel Cholesterin – und seltener um die Folgen von falscher Ernährung. Dennoch sollten Sie zunächst versuchen, durch die Umstellung Ihrer Ernährung die Werte zu verbessern. Das bedeutet: weniger Wurst, weniger fettes Fleisch, Kochen nur mit Pflanzenölen (diese aber nicht zu stark erhitzen!); wenn Milch und Milchprodukte, also Joghurt, Käse, Quark, dann möglichst die magere Variante. Butter, Sahne sowie Schokolade nur in Mini-Portionen. (Siehe auch »Essen, was das Herz liebt«, Seite 120.)

Zu hohes Cholesterin schadet!

---

[*] Zum Beispiel: LDL 150 mg%, HDL 50 mg%, LDL: HDL = 3 (also gerade noch im normalen Bereich)

Du lieber Himmel, Sie wollen mir wohl alles verbieten, was ich gern esse: Schweinebraten, Spiegeleier, Erdbeeren mit Schlagsahne …

Nein, das will ich selbstverständlich nicht. Wie bei jeder Ernährungsumstellung dürfen – sollen! – Sie ruhig gelegentlich »sündigen«, denn genauso wichtig wie normale Cholesterinwerte sind Ihr Wohlbefinden und Ihre Lebensfreude.

Und wenn Sie sonst keine Risikofaktoren für Ihr Herz erkennen können, dann dürfen Sie sogar leicht erhöhte Cholesterinwerte relativ gelassen hinnehmen. In den meisten Fällen ist es mit der Ernährungsumstellung allein übrigens leider nicht getan, vor allem bei deutlich erhöhten Werten. In diesem Fall – und wenn noch andere Gefahren für Ihr Herz bestehen –, sollten Sie Medikamente nehmen. Wobei es gerade für diese Stoffwechselstörung sehr wirkungsvolle gibt, in erster Linie die sogenannten *Statine*. Das sind Substanzen, die die Synthese, also den Zusammenbau von Cholesterinmolekülen im eigenen Körper hemmen und Entzündungen in den Blutgefäßen abbauen. Dadurch wird verhindert, dass sich bereits vorhandene Cholesterinablagerungen (Plaques) in den Gefäßen lösen, in Richtung Herz geschwemmt werden und eine Ader komplett verstopfen. Folge: Herzinfarkte werden durch die Vorbeugung mit Statinen deutlich seltener. Eine Bestätigung dieser Erfahrung brachte kürzlich die große internationale »HOPE 3«-Studie (Heart Outcomes Prevention Evaluation), die an über 12.000 Personen mit einem Durchschnittsalter von 65 Jahren bewies, dass das Risiko einer Krankheit des Herz-Kreislauf-Systems durch die vorsorgliche Einnahme von einem niedrig dosierten Statin deutlich gesenkt wurde.[*]

---

[*] New England Journal of Medicine, Vol. 374, Nr. 21, vom 26.5.2016, S. 2021–2031

Ihr Arzt kann dabei unter ungefähr acht solcher Arzneimittel das für Sie geeignete auswählen. Am häufigsten wird dies *Simvastatin, Pravastatin, Rosuvastatin* oder *Atorvastatin* sein. Wie bei jedem wirksamen Medikament kann es auch Nebenwirkungen geben. Sollten Sie – wie dies bei ca. 10 bis 15 Prozent der Patienten vorkommt – Muskelschmerzen bekommen, so kann Ihr Internist Ihnen zunächst ein anderes Statin verschreiben. Wenn es auch damit Probleme gibt, brauchen Sie ein Präparat aus einer anderen Substanzklasse. Für Schwangere sind Cholesterin senkende Mittel übrigens verboten.

Gefahr Nr. 5: Stress

In Ihrem Körper geschehen ziemlich dramatische Dinge, wenn Sie ständig unter Stress leiden. Vor allem unter Stress, gegen den Sie einfach kein Rezept haben, dem Sie nicht gewachsen sind.

Selbstverständlich erlebt jeder von uns von Zeit zu Zeit Situationen, in denen wir uns nicht nur gefordert, sondern überfordert fühlen und nicht wissen, wie wir alles unter einen Hut kriegen sollen. Ein schönes Beispiel ist die Weihnachtszeit: Man hat noch keinen Urlaub, muss daher in letzter Minute einen Christbaum ins Haus schleppen, Riesenmengen von Essen und Getränken einkaufen und ebenfalls nach Hause tragen, letzte Geschenke besorgen, den Baum schmücken *(warum macht das nicht mal jemand anderer?)*, zwanzig Päckchen liebevoll packen *(warum gebe ich mir solche Mühe – nachher reißen sie doch alles achtlos auf?)*, danach Familie und Verwandtschaft grandios bekochen, die Küche jedes Mal wieder saubermachen *(warum zum Teufel habe ich meinen lieben Kin-*

dern bloß gesagt: Geht ruhig ins Bett, das mach ich schon?). Und wieso geht es ausgerechnet jetzt der Katze (oder dem Hund) nicht gut, welcher Tierarzt hat heute Dienst? Und so weiter und so weiter. Hektik pur. Vollstress. Aber nach ein paar Tagen ist das Fest vorbei, richtig schön war's, alles hat geklappt, die Katze frisst wieder, kein Stress mehr.

Diese Art von Stress meine ich NICHT.

Ich meine den Stress, der sich fast unmerklich einschleicht, der verbunden ist mit Angst, vielleicht weil im Betrieb Arbeitsplätze abgebaut werden und ich das sichere Gefühl habe, es wird auch mich treffen *(und was mach ich dann in meinem Alter?)*. Oder weil ich als alleinerziehende Mutter abends, wenn ich von der Arbeit nach Hause komme, einfach nicht mehr die Kraft habe, mich mit meinen Kindern so zu beschäftigen, wie sie es bräuchten, sodass ich mich ständig als schlechte Mutter fühle, obwohl ich doch immer eine gute sein wollte. Oder weil ich als Rentner einfach zu wenig Geld habe und bei der nächsten Mieterhöhung aus meiner Wohnung ausziehen muss.

Solche scheinbar – oder tatsächlich – ausweglosen Situationen, dieses Sich-nicht-mehr-befreien-Können aus einem Konflikt, erzeugen einen enormen seelischen Druck. Wenn ich mein Leben nicht mehr kontrollieren kann, ist meine Gesundheit ernsthaft gefährdet. In diesem Fall sind die Stresshormone im Blut, vor allem Adrenalin und Kortison, chronisch erhöht. Der sonst so zuverlässige Mechanismus, der normalerweise für ein Gleichgewicht der Hormone sorgt, ist außer Kraft gesetzt. Die Folge ist eine Funktionsstörung wichtiger Organe des Körpers – des Magen-Darm-Trakts, des Immunsystems, vor allem aber der Blutgefäße, deren Wände unter Stress eine höhere Spannung aufweisen, sich verengen und dadurch die Blutversorgung des Herzens gefährden.

Die Vorsorge- und Therapiemöglichkeiten gegen das krankmachende Stress-Syndrom erkläre ich ausführlich in Kapitel 11, ab Seite 181. Hier nur so viel: Meistens braucht man professionelle Hilfe, also die Unterstützung einer Psychologin oder eines Psychotherapeuten, um eine andere Einstellung zum Leben zu bekommen und sich dann selbst aus einer solchen Situation zu befreien. Unbedingt gilt: Finger weg von Alkohol oder Beruhigungsmitteln! Was momentan vielleicht als Erleichterung empfunden wird, ist nichts weiter als eine Flucht, die keine Konflikte löst, sondern womöglich neue schafft.

Ihr Herz braucht Bewegung!

Oh nein, werden Sie jetzt vielleicht sagen. *Nicht schon wieder diese Ermahnung, endlich mehr Sport zu betreiben!* Ich gebe gern zu, dass sich die Kritik an unserer Bewegungsfaulheit wie ein roter Faden durch dieses Buch zieht. Aber auch wenn Ihnen die Wiederholungen auf den Nerv gehen: Es handelt sich dabei tatsächlich um eines der wichtigsten Themen für Prävention und Gesundheit. Ganz besonders wenn es um das Wohlergehen Ihres Herzens geht. Lange Zeit glaubte man, es sei richtig, das Herz prinzipiell »zu schonen«. Die Forschung hat aber längst gezeigt, dass das blanker Unsinn ist (unsere längere Lebenserwartung verdanken wir unter anderem auch der Einsicht, dass Schonung nur bei ganz wenigen Krankheiten – zum Beispiel bei einer Entzündung des Herzmuskels – notwendig ist).

Vergessen Sie nicht: Das Herz ist ein Muskel!

Alle Muskeln haben die fatale Eigenschaft, dass die Anzahl und Leistungskraft ihrer Zellen abnimmt, wenn man sie nicht trainiert. Das gilt auch für den so unermüdlichen Herzmuskel. Leute, die den ganzen Tag vor dem Computer, an der Ladenkasse oder auf dem Sofa sitzen, ohne irgendeinen körperlichen Ausgleich zu schaffen, signalisieren ihrem Herz, dass es ruhig auf Sparflamme arbeiten kann. Dadurch lässt die Kraft des Herzmuskels natürlich nach. Wenn er dann wirklich einmal gefordert wird, zum Beispiel beim Treppensteigen in den fünften Stock oder beim ungewohnten Wandern in den Bergen, kommt er rasch an seine Leistungsgrenze: Er kann in dem Moment nicht die Blutmenge bereitstellen, die nötig wäre, um den Organismus ausreichend mit Sauerstoff zu versorgen. Die Folge: Der Mensch schnauft jämmerlich und muss immer wieder stehenbleiben.

Die Leistung Ihres Herzens hängt auch von Ihrer Bereitschaft ab, sich regelmäßig zu bewegen

Immerhin kann das Herz diesen Leistungsabfall durch ein vernünftiges regelmäßiges Training wieder aufholen, sogar in höherem Alter – solange es gesund ist. Für so ein Training können Sie selbstverständlich in ein Fitnessstudio gehen. (Lassen Sie sich dort beraten, wie stark Sie sich anfangs belasten dürfen!) Aber eigentlich ist das gar nicht nötig. Sie brauchen ja weiß Gott kein Leistungssportler zu werden. Es genügt, wenn Sie sich drei- bis viermal in der Woche sechzig Minuten lang bewegen, das heißt, je nach Alter und Kondition irgendeinen Ausdauersport betreiben (joggen – wenn Sie jünger sind, schwimmen, wandern, Tennis spielen oder einfach zügig spazieren gehen). Die von Sportmedizinern geforderten 10.000 Schritte pro Tag werden Sie wahrscheinlich nicht schaffen.

Aber vielleicht macht es Ihnen ja Spaß, zusätzlich etwas Gymnastik, Yoga, Tai-Chi, Qigong oder eine andere Form der Bewegung anzufangen, die gleichzeitig auch Atem- und Psychotraining für mehr Ruhe und Körperbewusstsein ist.

Apropos Spaß: Selbstverständlich müssen Sie an diesen Aktivitäten auch Freude haben – sonst halten Sie nicht durch. Bewährt hat sich das Zusammentun mit anderen, weil es zu zweit oder in der Gruppe einfach angenehmer ist und weil man Verabredungen zum Sport nicht so einfach absagt. Zusätzlich kann man sich mit Schritt- oder Pulszählern motivieren.

Für ein gesundes, normal belastbares Herz gilt als ideale Prävention eine Kombination von Ausdauertraining und etwas Kraftsport. Ältere Menschen sollten sicherheitshalber ihren Arzt fragen, welche Art und Dauer von Bewegung für sie optimal ist. Selbst Menschen mit einer deutlichen Herzschwäche (zum Beispiel nach einem Herzinfarkt) profitieren von körperlicher Aktivität. Früher hätte man gerade diesen Patienten geraten, sich bloß nicht anzustrengen. Heute weiß man, dass ein mäßiges (zunächst von Ärzten kontrolliertes) Training auch dem bereits geschwächten Herz ganz besonders gut bekommt, auch weil dadurch die Blutgefäße elastischer bleiben.

Wenn Sie Herzpatient sind, weiß Ihr Kardiologe, welche körperliche Aktivität für Sie am günstigsten ist

Ist mein Herz gesund?

Am einfachsten finden Sie das heraus, wenn Sie Ihren Hausarzt bitten, Sie für einen Check-up an einen Internisten oder Kardiologen zu überweisen. Das wäre auch für jüngere Menschen eine wichtige Maßnahme, weil es viele Herzstörungen gibt, die man erst spürt, wenn die Sache bereits dramatisch wird.

Ich denke da an einen früheren Patienten, sportlich, scheinbar völlig gesund, der auf einer gar nicht so anstrengenden Bergtour plötzlich umfiel. Einfach so. Außer ein paar Schürfwunden passierte nicht viel, er kam auch ziemlich rasch wieder zu sich. Aber bei der nachfolgenden Untersuchung zeigte sich dann eine stark verengte Herzklappe, die sich nicht mehr ausreichend öffnen konnte, wenn vermehrter Sauerstoffbedarf das Herz zu stärkerer Leistung antrieb. Ursache war eine nicht ausgeheilte bakterielle Infektion seiner Rachenmandeln, die er nicht weiter beachtet hatte, deren Erreger aber die Klappe zerstört hatten. (Ein Herzchirurg hat ihm dann eine neue Klappe eingesetzt.)

Melden Sie sich zu einer Kontrolluntersuchung an – vor allem, wenn es in Ihrer Familie schon Herzkrankheiten gab!

Die wichtigsten Prüfungen, denen man Ihr Herz unterziehen wird:

- **EKG (Elektrokardiogramm).** Es sagt zunächst nur Allgemeines über den Herzrhythmus und die wichtigsten elektrischen Leitungsbahnen im Herz aus.
- **Belastungs-EKG.** Es zeigt, wie sich Ihr Herz unter stärkerer Belastung verhält. Ob es dabei genügend Sauerstoff bekommt, ob es zu Rhythmusstörungen neigt, wie Ihr Blutdruck dabei ansteigt und danach wieder abfällt.

- **Röntgenaufnahme von Herz und Lunge.** Damit beurteilt man die Herzform und erkennt, ob Stauungszeichen in der Lunge bestehen, die auf eine mangelnde Herzleistung hindeuten können.
- **Echokardiogramm.** Der »Herz-Ultraschall« ist eine ganz wichtige Untersuchung, denn man kann dabei die Herzkammern sehen, ihre Pumpkraft messen, die Klappen und die Beweglichkeit der Wände beurteilen.

Wenn es dann noch Fragen gibt, wird man Ihnen vielleicht zusätzlich ein 24-Stunden-EKG anlegen, das jeden Herzschlag in dieser Zeit und damit auch alle Rhythmus-Unregelmäßigkeiten aufzeichnet, oder ein 24-Stunden-Blutdruckmessgerät, wenn es darum geht, den Blutdruck im Verlauf eines »normalen« Arbeitstages und in der Nacht zu dokumentieren.

Übrigens tun alle diese Untersuchungen nicht weh und sind völlig ungefährlich.

Ich weiß nicht, ob ich diesen Rat befolgen werde. Ich gehe so fürchterlich ungern zum Arzt, noch dazu wenn mir gar nichts fehlt.

Mit dieser Einstellung sind Sie leider nicht allein. Aber dann sollten Sie zumindest einige Warnzeichen kennen, die darauf hinweisen, dass etwas mit Ihrem Herz nicht stimmt.

Herz in Gefahr?

- **Atemnot** kann viele Ursachen haben, die entweder mit der Lunge oder mit dem Herz zusammenhängen. Typisch für eine Herzschwäche ist die Luftnot bei Belastung oder – in schweren Fällen – auch schon in Ruhe. Manchmal beginnt sie vor allem nachts, zusammen mit Husten, weil sich das Blut besonders im Liegen in die Lunge zurückstaut. Starke Atemnot, vor allem bei Belastung, kann aber auch ein erstes Zeichen für einen drohenden Herzinfarkt sein – gerade bei Frauen, denen oft das typische Symptom Brustschmerz fehlt.

- **Beidseitig angeschwollene Beine,** bei denen Druck mit dem Finger eine Delle hinterlässt, die sich nicht sofort wieder zurückbildet, kann ebenfalls ein Zeichen für Herzinsuffizienz – also Schwäche – sein, weil das Herz mit der Blutmenge, die in den Venen zurückströmt, überfordert ist. Es entsteht ein Stau, und das Blutplasma, der wässerige Teil des Blutes, tritt durch die Gefäßwände in das Gewebe und sackt, der Schwerkraft folgend, in die Beine.

- **Momentaner Schwindel** ist möglicherweise harmlos, wenn zum Beispiel der Blutdruck nach schnellem Aufstehen vorübergehend abfällt. Er kann aber auch Folge einer gefährlichen Herzrhythmusstörung oder, im schlimmsten Fall, Vorzeichen eines Schlaganfalls sein.

- Die Ursache von **starken Brustschmerzen** ist nicht immer leicht zu diagnostizieren. Wenn sich diese Schmerzen beispielsweise bei jedem Atemzug verstärken, dann handelt es sich wahrscheinlich um eine Entzündung des Brustfells, der *Pleura*. Verstärken sie sich aber bei körperlicher Belastung, strahlen sie in die Halsregion, in die linke Schulter oder in den Arm aus, sind sie womöglich begleitet von Übelkeit und Angstgefühlen, dann müssen – müssen! – Sie sofort die Notrufnummer 112 anrufen und sich (oder die betroffene Person) in die nächstgelegene Klinik bringen lassen. Sagen Sie: Verdacht auf Herzinfarkt! Die Sanitäter wissen dann, dass höchste Eile geboten ist, und bringen Sie auf eine Spezialstation. Dadurch haben Sie die Chance, diesen drohenden Herzinfarkt noch zu verhindern.

Und selbst wenn es ein »falscher Alarm« war und es keine Hinweise auf einen Infarkt gibt – dann macht das gar nichts. Immer noch besser, als zu lange zu zögern und zu spät zu handeln.

Essen, was das Herz liebt

Kann ich sonst noch etwas für mein Herz tun?
Ja. Sie können sich vernünftig ernähren.
Das haben Sie schon gesagt. Kein Schweinebraten, kein Schlagrahm.
Doch! Aber eben nicht täglich, eher als Ausnahme. Noch wichtiger wäre es, alle industriellen Fertiggerichte konsequent zu meiden, weil sie mit ihren hohen Anteilen von gehärteten Pflanzenfetten, den *Trans-Fettsäuren*, wie sie in den üblichen Pommes frites, Kartoffelchips, in Fast Food und vielen Fertiggerichten vorkommen, die Arterienverkalkung fördern.

Grundsätzlich gilt, dass die sogenannte Mittelmeer-Küche große Vorteile für unsere Gesundheit – und nicht nur für die Herz-Gesundheit – hat.
Und was heißt das: Mittelmeer-Küche?
Natürlich haben sich in den Mittelmeerländern inzwischen auch die Fast-Food-Ketten und die globalen Nahrungsmittelkonzerne breitgemacht und die gesunden Essgewohnheiten von früher verdrängt. Aber es gibt sie noch, die kleinen Restaurants, die »Slow food«-Lokale, in denen immer frisch mit

natürlichen Zutaten gekocht wird. Und in den Küchen rund ums Mittelmeer würden sich die meisten Hausfrauen zu Tode schämen, wenn sie eine Fertig-Pizza auf den Tisch brächten. Was wir als Mittelmeer-Küche bezeichnen, kann man leicht beschreiben:

- Viel frisches (saisonales) Gemüse, kurz gedünstet, viele Salate, viel Obst, Getreide – wie Pasta mit selbst gemachten Soßen –, Reis, auch gerne Nüsse und Hülsenfrüchte, zum Beispiel Bohnenkerne und Linsen.
- Oft Fisch oder Meeresfrüchte (mit ihrem hohen Anteil an den sehr gesunden *Eicosapentaen-Fettsäuren*); (Mager-)-Joghurt, Quark, Käse.
- Gelegentlich Fleisch, bevorzugt Geflügel oder Lamm und Eier.
- Möglichst selten fettes Schweinefleisch, wenig Rind- und Kalbfleisch, Wurstwaren, Butter, Sahne, Süßigkeiten.
- Immer mit Pflanzenölen kochen – Olivenöl, Rapsöl, Sonnenblumen-, Distel- oder Traubenkernöl; Bio-Olivenöl auch für die Salate.
- Und zum Teufel mit allen Fertiggerichten, Päckchensoßen, Büchsengemüse u. ä.

Als Nächstes soll es darum gehen, was wir sonst noch alles tun können, um unsere Blutgefäße, die Arterien und die Venen, gesund zu erhalten.

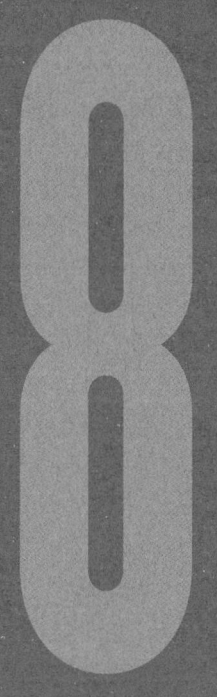

8

Geschädigte
Blutgefäße –
kranke Organe

Fangen wir an mit ein paar grundsätzlichen Informationen zu unseren Blutgefäßen. *Arterien* nennt man die Adern, die das an Sauerstoff reiche Blut vom Herz zu allen Organen des Körpers transportieren. Sie weisen zunächst einen großen Durchmesser auf, vor allem die Hauptschlagader, die *Aorta*, die sich durch den Brustraum und den Bauch zieht und von der aus Tausende Verzweigungen zum Gehirn, zur Lunge, zu den Armen, den Bauchorganen und den Beinen ziehen. Diese Verästelungen werden immer zarter und dünner, bis sie schließlich – ähnlich einem Flussdelta – als winzige *Kapillaren* Sauerstoff und Nährstoffe direkt an das Gewebe abgeben.

Auf der anderen Seite des Deltas wird das Blut von feinsten Ausläufern der Venen aufgefangen und durch den ganzen Körper wieder zurücktransportiert zum Herz und in die Lunge, wo es die verbrauchte Luft, das Kohlendioxyd, abgibt und sich aufs Neue mit Sauerstoff belädt.

Diese Blutgefäße sind unglaublich kunstvolle Gebilde. So bestehen die Wände der Arterien aus einer zarten Innenschicht, elastischen Häuten, kräftigen Muskelfasern, durch die sich Nerven und wiederum kleinste Blutgefäße ziehen (sogenannte *Vasa Vasorum*, also »Blutgefäße der Blutgefäße«, die den Muskelschlauch versorgen), sowie einer festen Außenhaut.

Venen sind etwas anders aufgebaut. Ihre Muskelschicht ist dünner – schließlich brauchen sie auch nicht die starken Drucke auszuhalten, mit denen der Herzmuskel das Blut zunächst durch den Körper presst. Dafür weisen die Venen in ihrem Inneren Klappen aus Bindegewebe auf – eine sinnvolle Erfindung der Natur, denn sie müssen das Blut aus der unteren Körperhälfte über weite Strecken gegen die Schwerkraft und ohne eine starke Pumpe zurück zum Herz leiten. Dabei helfen die

Klappen, weil sie den Blutstrom nur in einer Richtung passieren lassen und dadurch ein Zurückfließen verhindern. Jedenfalls solange sie intakt sind.

Das mit der fehlenden Pumpe stimmt übrigens nicht ganz: Wir aktivieren mit jeder Bewegung unserer Füße und Beine die sogenannte Muskelpumpe, die Druck auf die Venen ausübt und dem Blut dadurch jedes Mal einen Schubs gibt.

Arterien: nicht nur vom Alter bedroht

Aber das Alter ist sicher einer ihrer mächtigsten Feinde. Die Volksweisheit »Du bist so jung wie deine Arterien!« drückt dieses Dilemma leider sehr genau aus. Glücklicherweise können wir eine Menge tun, um unsere Blutgefäße vor dem natürlichen Verschleiß und erst recht vor schädlichen Einflüssen zu schützen. Und damit haben wir eine Chance, jung zu bleiben, auch wenn wir älter werden. Das heißt, die Aussicht, lange ein leistungsfähiges Herz, ein waches Gehirn und starke Muskeln zu behalten, hängt in hohem Maße davon ab, ob wir unsere Arterien davor bewahren, sich zu verengen, zu verstopfen, zu verkalken und zu entzünden.

Wie man Gefäßveränderungen erkennt

Angiologen (Fachärzte für Blutgefäße), aber auch jeder andere Arzt, der die Ultraschall-Technik beherrscht, kann den Zustand Ihrer Arterien sehr sicher beurteilen. Zunächst wird er versuchen, die Arm- und Fußpulse zu tasten und durch eine doppelte Blutdruckmessung, nämlich am Oberarm und an der Wade, grundsätzliche Informationen über die Qualität der Arterien zu bekommen.

Die beste Methode und die, die den Zustand der Gefäße auch optisch zeigt, ist der Ultraschall und die sogenannte *Duplex-Sonografie*, mit denen man die Strömung, die Weite des Gefäßes, aber eben auch Ablagerungen in den Arterien – die Plaques – sehen und messen kann.

Wenn Sie etwas älter sind und Ihr Hausarzt einen Check-up vorschlägt, um Ihre körperliche Fitness zu untersuchen, dann sollten dabei auch die Halsarterien, die das Gehirn mit Blut versorgen und die Bauchschlagader mit Ultraschall geprüft werden. Besonders wichtig sind diese Untersuchungen, wenn bereits der Verdacht auf eine Veränderung der Arterien – eine *Arteriosklerose* – besteht, vielleicht weil Sie unter hohem Blutdruck oder unter zu hohen Cholesterinwerten leiden, weil Sie mehrere Jahre geraucht haben oder Diabetiker sind. Lediglich die Herzkranzgefäße lassen sich mit dieser so einfachen und harmlosen Methode nicht darstellen. Man kann sie aber mit einer Röntgen-Computer-Tomografie (Cardio-CT) gut beurteilen.

Unter verengten Arterien leiden Herz und Gehirn am meisten

Spüre ich, wenn meine Arterien in Gefahr sind?

Es gibt verschiedene Symptome, die man als Warnsignale deuten muss. Wobei die Veränderungen an einem oder mehreren Blutgefäßen auch ein Hinweis dafür sein können, dass noch weitere arterielle Gefäße im Körper nicht mehr in Ordnung sind.

- **Erektionsstörungen** entstehen häufig durch eine Verengung der Penisarterien. Dann reicht die Blutmenge, die noch durchfließen kann, nicht mehr aus, um die Schwellkörper prall zu füllen und so eine natürliche Erektion zu ermöglichen. (Manche Ärzte sprechen von einem »Raucherpenis«.) Eine derartige Störung kann gleichzeitig ein Hinweis auf die Verengung anderer Arterien, zum Beispiel der Herzkranzgefäße sein.

- **Gelegentlicher Schwindel** mag viele, auch harmlose Ursachen haben. Man sollte aber in jedem Fall abklären, ob nicht eine Verengung der Halsarterien den Bluttransport ins Gehirn behindert. Achtung! In diesem Fall besteht akute Schlaganfall-Gefahr!

- **Schmerzen in den Beinen,** die beim Stehenbleiben wieder vergehen, sind fast immer ein Hinweis auf die »Schaufenster-Krankheit« , die *Periphere Arterielle Verschlusskrankheit*, bei der die Durchblutung der Beinmuskeln so schlecht ist, dass die Patienten nach ein paar Schritten immer wieder stehen bleiben müssen (und dies tarnen, indem sie angelegentlich ein Schaufenster betrachten).

- **Plötzliche schmerzhafte Blässe** eines Beins oder Fußes ist ein Zeichen dafür, dass die zuständige Arterie verschlossen ist: Sofort den Notruf 112 anrufen! Das Bein oder der Fuß ist in Gefahr!

- **Brustenge** (medizinisch: *Angina pectoris*) bedeutet ein deutliches Warnzeichen für eine gestörte Herzdurchblutung. Es besteht akute Infarktgefahr! (Siehe auch Kapitel 7.)

Mein Arzt hat mir wegen meiner Durchblutungsstörungen Aspirin verschrieben. Hilft das?

Aspirin® oder ASS (Wirkstoff *Acetylsalicylsäure*) wird in einer Dosierung von 500 bis 1.000 Milligramm als Schmerzmittel und zur Fiebersenkung eingesetzt. Schon vor längerer Zeit hat man entdeckt, dass die Substanz neben dieser Wirkung auch die Blutplättchen *(Thrombozyten)* daran hindert, sich zusammenzuballen und Gerinnsel im Blut zu bilden. Diese Eigenschaft macht man sich vielfach zunutze, zum Beispiel wenn man verhindern will, dass sich entzündliche Ablagerungen von Blutplättchen, Cholesterin und Kalk – sogenannte Plaques – an den Wänden der Arterien bilden und die Ader womöglich verschließen. Es hat sich herausgestellt, dass dafür nur eine geringe Menge des Wirkstoffs, nämlich 75 bis 100 Milligramm pro Tag, nötig ist. Das ist wichtig, da ASS, vor allem in höherer Dosierung, Magen- und Darmwände angreifen kann.

Leider nützt es Ihnen nichts, wenn Sie ASS als gesunder Mensch sozusagen zur Vorbeugung (im Medizinjargon: als *Primärprävention*) einnehmen, in der Hoffnung, dann keine Arteriosklerose zu bekommen. Der Nutzen ist nur für die *Sekundärprävention*, also gegen eine weitere Zunahme von Gefäßverengungen bewiesen. Außerdem besteht immer das Risiko, dass Blutungen, zum Beispiel beim Ziehen eines Zahnes, nur sehr schwer gestillt werden können – eben weil die Thrombozyten nicht mehr funktionsfähig sind. Deshalb muss ASS/Aspirin meistens auch bereits einige Tage vor einer geplanten Operation abgesetzt werden. Aber sprechen Sie unbedingt vorher mit Ihrem Arzt!

Und was soll ich jetzt tun, um keine Arteriosklerose zu bekommen?
Die Hauptschuldigen an der krankhaften Veränderung der Arterien – um es zu wiederholen: hoher Blutdruck, Rauchen, hohes Cholesterin, Diabetes, Dauerstress und Bewegungsmangel – habe ich im 7. Kapitel schon ausführlich beschrieben, und dort finden Sie auch Vorschläge, wie Sie sich vor diesen Gefahren schützen können. Also bitte zurückblättern auf Seite 101.

Aspirin ist in vielen Fällen nützlich, aber es ist kein Wundermittel

Kann man denn diese Krankheit nicht heilen?
Wirklich heilen lässt sie sich leider nicht. Aber es gibt gute Behandlungsmöglichkeiten, jedenfalls solange ein Organ noch nicht irreversibel, das heißt für immer geschädigt ist: Die Gefäßchirurgen können Bypässe oder *Stents* (innere Gefäßstützen) legen, an kritischen Stellen eventuell auch die Ablagerungen in den Arterien entfernen oder den Patienten motivieren, spezielle Trainingsprogramme zu absolvieren, damit sich neue Gefäße bilden.

Venen: bedroht durch Krampfadern und Thrombosen

Ach, die Venen! Sie sind die Schwachstellen vieler Frauen (und mancher Männer): bläuliche Äderchen in der Haut (Besenreiser-Varizen), geschlängelte dicke Stränge an den Beinen (angeblich kommt das Wort »Krampfadern« von »Krummadern«), das Gefühl, Blei in den Beinen zu haben. Wieso neigen wir eigentlich zu diesen unangenehmen, hässlichen Veränderungen unserer venösen Blutgefäße?

Schuld sind in erster Linie die Ur-Ur-Ur-Väter und -Mütter, die irgendwann festgestellt haben, dass man statt auf vier auch auf zwei Beinen laufen kann. Der aufrechte Gang hat uns vielleicht graziöser gemacht, aber das Problem des Bluttransports entgegen der Schwerkraft sehr verstärkt.

Sicher, im Lauf der Evolution bildete die Natur dann Strukturen in unseren Adern aus, die, wie schon erwähnt, diesen Transport erleichtern sollen, nämlich die Klappen im Inneren der Venen, die sich nur in Richtung Herz öffnen und das Zurückfließen des Bluts verhindern. Dieser Mechanismus funktioniert auch prächtig, solange die Klappen gut schließen und kein stärkerer Gegendruck den Fluss bremst.

Wenn aber eine angeborene Gewebeschwäche die zarten Venen erweitert und vielleicht zusätzlich eine Schwangerschaft oder beträchtliches Übergewicht den Rückstrom in das Becken erschwert, dann ist es aus mit der präzisen Funktion der Klappen. Sie schließen nicht mehr, das Blut staut sich zurück und weicht in die oberflächlichen Venen aus – wo sich dann die verhassten Krampfadern bilden. Gefährlich sind die zunächst nicht. Aber unschön. Fachärzte raten zu einer rechtzeitigen Behandlung, damit sich nicht im Lauf der Zeit Hautveränderungen bis hin zum »offenen Bein« (medizinisch: *Ulcus cruris*) oder womöglich Thrombosen, das heißt größere Blutgerinnsel, entwickeln. Darauf komme ich noch zurück.

Chronisch insuffiziente, also nicht mehr funktionierende Venen sind aber kein Schicksal. Auch wenn die Schwäche des Venengewebes oft vererbt wird. Hier sind meine persönlichen Empfehlungen zur Vorbeugung von Venenkrankheiten:

Tipps für gesunde Venen

- **Feste Strümpfe,** sogenannte Kompressions- oder Stütz-strümpfe. Keine Angst, die sehen nicht mehr scheußlich aus und sind auch nicht unangenehm zu tragen. Ich meine die modernen Kniestrümpfe, Kompressionsklasse 1, die es in der Apotheke und in Sanitätshäusern in allen möglichen Farben und auch exakt in Ihrer Schuhgröße zu kaufen gibt. Sie werden sie sicher gerne jahrein, jahraus anziehen (vor allem unter Hosen), mit Ausnahme der Sommermonate – dann wären sie zu heiß. Die Strümpfe üben einen leichten Druck auf die Unterschenkel-Venen aus, gerade genug, um ein Versacken des Bluts zu verhindern.
- **Hölzerne Clogs mit offener Ferse.** Diese hübschen Holz-schuhe gibt es ebenfalls in Sanitätshäusern – achten Sie auf ein gutes Fußbett aus leichtem Balsaholz! Sie haben den Vorteil, dass man – unbewusst – bei jedem Schritt die Fuß- und Wadenmuskulatur anspannt, weil man die Schuhe sonst verlieren würde. In der Stadt oder auf Partys können Sie damit selbstverständlich nicht herumrennen. Aber zu Hause oder im Garten. Ich habe ja bereits erwähnt, dass die Muskeln die Beinvenen »massieren« und dadurch wie eine Pumpe wirken, die das Blut nach oben schiebt.
- **Kneippsche Anwendungen,** zum Beispiel Wassertreten in der mit kaltem Wasser gefüllten Badewanne oder häufiges (kurzes) Barfußlaufen sind auch sehr gut für Ihre Venen. Morgendliche Ganzkörper-Wechselduschen haben ähnlich positive Wirkungen, übrigens auch für das Immunsystem. (Drei Minuten richtig heißes Wasser, 30 Sekunden eiskal-tes – also schön langsam bis 30 zählen! Das klingt brutal, aber man fühlt sich danach fantastisch.)

- **Gehen, Laufen, Walken, Radfahren.** Ganz klar – je mehr Sie sich bzw. Ihre Beine bewegen, desto besser trainieren Sie die Venen. Als Paradebeispiel galt übrigens früher der Briefträger, der angeblich niemals Probleme mit seinen Venen hatte, weil er damals noch treppauf, treppab die Post verteilen musste.
- **Nie länger als eine halbe Stunde stillsitzen,** sondern auch bei einer sitzenden Tätigkeit immer wieder aufstehen und ein paar Schritte herumgehen.
- **Nach Möglichkeit vermeiden:** Sauna, lange Sonnenbäder, enge Kleidung.
- **Keine Östrogen-Ersatztherapie** in den Wechseljahren!

Hat es überhaupt einen Sinn, Krampfadern behandeln zu lassen? Die kommen doch immer wieder!

Krampfadern zu behandeln macht in jedem Fall Sinn. Es besteht sonst die Gefahr, dass sich durch den zunehmenden Druck auch die noch gesunden Venen aufdehnen und ebenfalls zu Krampfadern werden. Erreicht der Druck das tiefe Venensystem, steigt das Risiko für eine Thrombose, das heißt für einen Verschluss der wichtigen Hauptader mit allen dramatischen Folgen.

Welche Art der Behandlung für Sie optimal ist – Veröden, »Strippen«, Ausschalten der Vene mittels Laser, Diathermie oder Radiowellen –, das muss Ihr behandelnder Arzt klären. Auch bei der operativen Therapie einer kaputten Vene entfernt man nur die kranken Stellen. Im Übrigen arbeiten die Ärzte heute mit winzigen Schnitten, die man später fast nicht mehr sieht.

Wichtig ist, dass Sie ein Zentrum mit erfahrenen Gefäßchirurgen für diese Behandlung wählen.

Diese Venen werden also verödet oder herausgezogen. Brauche ich sie denn nicht mehr?

Sie brauchen sicher keine Vene, die ohnehin nicht mehr richtig funktioniert. Außerdem wissen Sie ja, dass Herzchirurgen oft eine (selbstverständlich gesunde) oberflächliche Vene aus dem Unterschenkel des Patienten entnehmen und sie als *Bypass* in das Herz verpflanzen. Das heißt: Solange das tiefe Venensystem im Bein in Ordnung ist, bleibt der Abfluss des Blutes gewährleistet.

Akute Gefahr: Thrombose!

Die Blutgerinnung ist ein komplizierter biologischer Vorgang, an dem dreizehn verschiedene Blutsubstanzen *(Gerinnungsfaktoren)* beteiligt sind, von denen immer eine die nächste aktiviert. So entstehen bei einer Verletzung relativ schnell feste Netze aus Fibrinfäden, Blutplättchen und roten Blutzellen, die die Blutung zum Stehen bringen. Wenn irgendein Glied in dieser Kette nicht funktioniert, kommt es entweder schon bei kleineren Verletzungen zu schweren Blutungen oder aber die Gerinnungstätigkeit ist zu stark, sodass das Blut auch in unverletzten Gefäßen stockt – es bilden sich Thrombosen.

Es gibt einige Situationen im Leben, in denen Sie besonders gefährdet sind, eine Thrombose – einen solchen Blutpfropf – in den Venen der Beine oder des Beckens zu entwickeln. Dass dies ein hoch gefährlicher Zustand ist, dürfte Ihnen klar sein: Das Gerinnsel kann sich losreißen und mit dem Blutstrom in die rechte Herzkammer und von dort in die Lunge ge-

Thrombosen in den tiefen Beinvenen bedeuten Lebensgefahr, weil sie eine Lungenembolie auslösen können

schwemmt werden. Wenn es in einem großen Lungengefäß steckenbleibt (Lungenembolie), besteht akute Lebensgefahr.

Folgende Faktoren gelten als extrem risikoreich:
- Die Einnahme von bestimmten neueren Antibabypillen
- Größere orthopädische Operationen
- Andere Operationen bzw. Bettlägerigkeit
- Krebs
- Mehrstündige Autofahrten oder Flugreisen
- Östrogen-Ersatztherapie für Frauen in den Wechseljahren

Wenn man diese Gefährdungen kennt, kann man eine Thrombose meistens verhindern. Aber der Reihe nach.

Bestimmte Antibabypillen

Die »Pille«, die die Reifung der weiblichen Eizelle verhindert und so empfängnisverhütend wirkt, besteht im Prinzip aus zwei Hormonen: einem Östrogen und einem Gestagen (sogenannte Minipillen enthalten nur Gestagene). Allein durch die Einnahme dieser Pillen steigt bereits die Neigung zur Gerinnung des Bluts ein wenig. Vor allem erhöht die Kombination Pille – und zwar jede Pille! – plus Rauchen die Thrombosegefahr massiv. Seit einigen Jahren verwenden Pharmafirmen im Kampf um die Gunst der Verbraucherinnen neue Gestagen-Substanzen, die als angeblich »verträglicher«, mit dem Nebeneffekt »für eine schönere Haut« und als »risikoarm« vermarktet werden. Sie enthalten jeweils eines der Gestagene *Drospirenon*, *Desogestrel*, *Gestoden* oder *Cyproteronacetat*. Mit diesen Substanzen erhöht sich die Thrombosegefahr um das Achtfache! Nachdem in den USA 500 Fälle von Thrombo-Embolien mit 16 Todesfällen nach Einnahme der Drospirenon-Pille bekannt wurden und der Hersteller 1,96 Milliarden US-Dollar an Entschädigungen zahlen musste, wird jetzt immerhin auf dem Beipackzettel zur Vorsicht gemahnt. Besser ist es, andere Antibabypillen mit den schon früher verwendeten Gestagenen *Levonorgestrel* oder *Norethisteron* und einer möglichst geringen Östrogendosis zu nehmen.

Falls Sie selbst nicht – mehr – davon betroffen sind: Warnen Sie bitte Ihre Töchter und Enkelinnen!

Rätselhafte Thromboseneigung

Bei bis zu sieben Prozent der Gesamtbevölkerung besteht eine sogenannte *Thrombophilie*, also eine angeborene Neigung zu Thrombosen. Patienten, die in jungen Jahren scheinbar aus heiterem Himmel eine Thrombose erleiden, haben in bis zu 50 Prozent der Fälle eine ererbte gesteigerte Gerinnungsbereitschaft des Bluts, zum Beispiel wenn sie Träger des fehlerhaften *Gerinnungsfaktors fünf* sind. Medizinisch heißt dieser Defekt *A-P-C-Resistenz (aktivierte-Protein-C-Resistenz)*. Man hat hochgerechnet, dass in Deutschland bei ungefähr 300.000 Frauen, die die Pille nehmen, diese Konstellation und damit ein erhöhtes Thromboserisiko besteht. Es gibt deshalb Ärzte, die jungen Frauen empfehlen, vor der ersten Verschreibung einer Antibabypille einen Test auf diese oder eine andere mögliche Thromboseneigung durchzuführen.

Orthopädische Operationen an Beinen und Hüften

Es ist heute in allen Kliniken eine Selbstverständlichkeit, während und nach Operationen Vorsorge zur Verhinderung von Thrombosen durchzuführen: Kompressionsstrümpfe, Spritzen mit dem gerinnungshemmenden Medikament *Heparin* oder Tabletten mit einem der neuen Wirkstoffe wie *Dabigatran*, *Rivaroxaban* oder *Apixaban*; außerdem möglichst frühes Aufstehen und Herumgehen nach der OP. Dennoch bleibt die Zahl der postoperativen Thrombosen, vor allem nach Eingriffen am Knie- oder Hüftgelenk oder nach Unfallverletzungen der Beine relativ hoch. Das hat etwas zu tun mit der vorübergehenden Ruhigstellung des Beins, womöglich wenn ein Gipsverband nötig war, aber auch mit der Manipulation im Bereich der Beinvenen.

Wichtig ist, wie gesagt, ein möglichst zügiges Aufstehen nach dem Eingriff und häufige Fußgymnastik (Auf- und Abkippen und Drehbewegungen des Fußes) im Bett. Wichtig zu wissen ist auch, dass die Gefahr mit der Entlassung aus der Klinik noch nicht gebannt ist, sondern auch in den darauffolgenden Tagen und Wochen prophylaktische Maßnahmen nötig sind. Welche, das sagt Ihnen der behandelnde Arzt im Krankenhaus. (Um Himmels willen nicht damit warten, bis der Hausarzt nach dem Wochenende wieder zur Verfügung steht!) Und selbstverständlich sollte man als Patient bei allen Veränderungen, Schwellungen oder Schmerzen nach einer Operation – sofort! – zurück in die Klinik.

Bettlägerigkeit

Tage- oder womöglich wochenlang im Bett zu liegen, ist leider ausgesprochen schädlich. Für die Kondition, für die Muskeln, für den Kreislauf, für die Psyche und eben auch für die Blutzirkulation in den Venen. Sicher, oft geht es nicht anders, und manchmal ist die Situation ohnehin traurig und kritisch und so etwas wie der Anfang vom Ende oder zumindest vom Ende der Mobilität.

Und natürlich gibt es auch unvermeidbare längere Zeiten im Bett nach großen Operationen. Doch selbst dann scheuchen einen die lieben Schwestern und Pfleger unnachsichtig durch die Klinikgänge, selbst wenn man sich noch so schwach fühlt und jeden Schritt als Gemeinheit empfindet. Selbstverständlich sind da keine Sadisten am Werk, sondern Menschen, die alle unser Bestes wollen. Und auch das Beste für die tiefen Beinvenen ihrer Patienten, auf dass sich ja keine Thrombose bildet und den schönen Operationserfolg vermiest.

Die Vorbeugung gegen Thrombosen wird dabei durch Kompressionsstrümpfe und meist zusätzlich durch kleine Heparin-Spritzen unter die Haut unterstützt, um die Gerinnungsfähigkeit etwas zu mindern.

Krebs

Warum zusätzlich zu all den Problemen einer bösartigen Erkrankung auch noch die Blutgerinnung gelegentlich verrücktspielt, ist noch nicht in allen Einzelheiten geklärt. Sind es die Veränderungen im Körper, sind es die Medikamente? Fest steht, dass einerseits eine Neigung zu Blutungen auftreten kann (vor allem während einer Chemotherapie, die ja auch die Zahl der Blutplättchen vermindert), dass andererseits aber oft ein erhöhtes Thromboserisiko und dann selbstverständlich auch die Gefahr einer Lungenembolie besteht. Gefährdet sind die Patienten nach den Statistiken stärker in den Zeiten, die sie im Krankenhaus verbringen; zu Hause, wo sie meist mehr herumlaufen, scheint das Risiko geringer zu sein. In jedem Fall sollte man mit dem behandelnden Arzt besprechen, welche Art der Prophylaxe, also Vorbeugung, er empfiehlt.

Längere Reisen mit Auto oder Flugzeug

Wenn man stundenlang mehr oder weniger still sitzt, ist das, wie jeder weiß, nicht unproblematisch. Das gilt vor allem, wenn man es ohnehin mit geschädigten Venen zu tun hat. Obwohl, das mit dem Flugzeug wissen die meisten Leute inzwischen – die ähnliche Gefahr langer Autofahrten realisieren viele noch nicht.

- Reservieren Sie vor der Reise mit dem Flugzeug einen Platz am Gang. Dadurch können Sie während des Flugs immer mal aufstehen, ohne jemanden zu belästigen, außerdem lassen sich die Beine besser (in den Gang) ausstrecken. Dazwischen oft Fußgymnastik machen (Fuß auf und ab kippen oder im Fußgelenk kreisen lassen). Die trockene Luft im Flieger führt dazu, dass das Blut dickflüssiger wird, deshalb viel trinken (am besten Wasser – keinen Alkohol!).
- Bei jedem Flug über drei Stunden empfiehlt es sich, leichte Kompressionsstrümpfe zu tragen! Reisende, die unter starken Krampfadern leiden oder bereits einmal eine Thrombose hatten, sollten allerdings vor einem Langstreckenflug von ihrem Hausarzt zusätzlich eine Anti-Gerinnungs-Spritze erhalten oder sich selbst bei Reisebeginn unter die Haut spritzen (keine Angst, das ist ganz einfach!).
- Nichts verdirbt den Urlaub so gründlich wie eine Thrombose, die man sich auf der langen Autofahrt zugezogen hat. Man landet dann nicht am Strand, sondern in einer Klinik des Gastlands, und wer weiß, ob sich daraus nicht ein Dauerzustand – ein *Postthrombotisches Syndrom* – entwickelt.

Die wichtigste Gegenmaßnahme ist: Pausen machen! Und dann auf dem Parkplatz herumlaufen (statt sich in einer Raststätte sofort wieder hinzusetzen). Lockere, weite Kleidung (keine engen Jeans!) tragen. Genügend trinken. Bei Venenschwäche oder Schwangerschaft: Kompressionsstrümpfe anziehen; und bei hoher Gefährdung, z. B. Thrombosen in der Vergangenheit: ebenfalls Heparin verordnen lassen.

Östrogen-Ersatztherapie

Jahrelang hat man Frauen eingeredet, sie bräuchten in den Wechseljahren, in denen die körpereigene Produktion des Hormons Östrogen abnimmt und dann ganz ausbleibt, einen Ersatz, um keine Beschwerden wie Schweißausbrüche oder Depressionen zu bekommen. Viele Ärzte empfahlen diese Präparate auch, um »jung, schön und gesund« – vor allem ohne Herzkrankheiten und Demenz – älter zu werden. Das mit dem jung, schön, gesund und ohne Demenz war selbstverständlich Unsinn, und dem Herz haben die Hormone auch nicht genützt. Selbst die typischen Wechseljahrs-Beschwerden sollte man, nach heutigem Kenntnisstand, lieber mit Sport und Gelassenheit hinter sich bringen. Der entscheidende Meinungsumschwung kam, als sich herausstellte, dass Frauen, die diese Östrogen/Gestagen-Präparate nahmen, zwar tatsächlich keine entsprechenden Symptome mehr hatten (die kamen erst wieder, sobald sie die Hormonpillen wegließen), dass bei ihnen aber ein ungleich höheres Risiko bestand, an Brustkrebs oder Thrombosen zu erkranken.

(Für die wenigen Frauen, die tatsächlich an so massiven Beschwerden leiden, dass ihre Lebensqualität nachhaltig beeinträchtigt ist, empfiehlt man heute eine Östrogen-Ersatztherapie mit möglichst niedriger Dosierung und so kurz wie möglich.)

Spüre ich eine Thrombose denn?
Leider nicht immer. Oft sind die Symptome einer Lungenembolie die ersten Anzeichen. Achten Sie trotzdem auf folgende Warnsignale:

Typische Zeichen für eine Thrombose

- Plötzlicher ziehender Schmerz in der Wade, Kniekehle und eventuell Fußsohle, Spannung in der Wadenmuskulatur.
- Plötzliche Schwellung im Knöchelbereich, die sich dann auf das ganze Bein ausbreiten kann, dabei oft bläuliche Färbung des Beins beim Herabhängenlassen.
- Schmerzen beim Auftreten.

Und als – mögliches – Zeichen für eine Lungenembolie:
- Plötzlich einsetzender Husten ohne typische Erkältungssymptome, Schmerzen beim Atmen, Atemnot.

In jedem Fall gilt: Bei Verdacht sofort die 112 anrufen und mit dem Krankenwagen in die nächstgelegene Klinik. Je schneller eine Diagnose gestellt und bei Bestätigung des Verdachts eine Therapie (Kompression, Blutverdünnung, eventuell Auflösung oder – in seltenen schweren Fällen – chirurgische Entfernung des Thrombus) eingeleitet wird, desto größer ist die Chance, dass keine schweren Folgen, zum Beispiel ein Postthrombotisches Syndrom mit ständiger Stauungs- und Schwellungsneigung des Beins zurückbleiben. In den meisten Fällen genügt sogar eine ambulante Behandlung.

Bei einer Lungenembolie besteht Lebensgefahr!

9

Krebs ist Schicksal – oder doch nicht?

Es ist deprimierend: Krebs ist und bleibt – nach Herz-Kreis-lauf-Versagen – die zweithäufigste Todesursache bei uns. Irgendwie schaffen wir es nicht, diese Krankheit zu besiegen. Trotz verbesserter Früherkennung, trotz immer häufigerer Heilung, trotz immer genauerer Erkenntnisse über die biologischen Details der Tumorzellen und dadurch immer präziserer individueller Behandlung. Sicher, unsere so erfreulich lange Lebenserwartung bringt es mit sich, dass wir, im Gegensatz zu früheren Generationen, die Jahre noch erleben, in denen typische Fehlsteuerungen älterer Organismen, zum Beispiel falsche Zellteilungen und eine müde gewordene Abwehr eine Krebserkrankung begünstigen. Aber die Experten sagen uns, dass es nicht nur das Alter ist, dem wir die hohe Zahl von Neuerkrankungen »verdanken«, sondern dass eben auch der Lebensstil das Krebsrisiko erhöht.

Wenn es also die Art und Weise ist, wie wir unser Leben gestalten, dann muss es doch umgekehrt auch möglich sein, durch eine Änderung dieses Lebensstils die Gefährdung zu mindern. Darum soll es in diesem Kapitel gehen.

Was genau ist Krebs?

Krebs ist ein katastrophaler biologischer Vorgang, der sich den normalen Ordnungsregeln eines Lebewesens widersetzt. Der nicht, wie bei Zigmilliarden anderer Zellen, die unseren Körper ausmachen, präzise die natürlichen Teilungsgesetze befolgt, also Hautzellen immer wieder zu neuen Hautzellen, Muskelzellen zu gesunden Muskeln werden lässt und aus Gehirnzellen neue Gehirnzellen formt. Krebs ignoriert den eigentlichen Bauplan unseres Körpers, um sich gewaltsam und rücksichtslos in diesem auszubreiten und ihn letztlich zu zerstören. Dabei entsteht Krebs zu Beginn aus scheinbar normalen Zellen oder Stammzellen. Allerdings ist die Teilung und Neubildung von Zellen ein überaus komplexer Vorgang, sodass es dabei leicht zu Fehlern kommen kann.

Ein intaktes Immunsystem kann fehlerhafte Zellen erkennen und vernichten, solange sie nicht zu zahlreich sind

Man nimmt an, dass bei der unendlichen Zahl von täglichen Zellteilungen immer wieder defekte Zellen entstehen, die aber durch das Immunsystem oder durch besondere Reparatur-Gene erkannt und vernichtet werden. Deshalb ist es so wichtig, dass unser Immunsystem und diese Wächter-Gene voll funktionsfähig sind: Zusammen bilden sie sozusagen die Anti-Tumor-Polizei unseres Körpers.

Ferner wissen wir, dass zum Entstehen einer Krebskrankheit in den meisten Fällen mehrere Umstände eintreten müssen, die erst gemeinsam den Anstoß zur Bildung und Vermehrung von bösartigen Zellen geben. Diese Erkenntnis hilft uns heute, Risikofaktoren zu benennen und nach Möglichkeit abzustellen.

Die bekannten Risiken

Chronische Schädigung von Zellen

Hierher gehört selbstverständlich das Rauchen, durch das die empfindlichen Zellen der Atemwege und der Lunge wieder und wieder gereizt werden, sich entzünden, teilweise heilen, wieder geschädigt werden und irgendwann entarten. Betroffen sind aber auch die Zellen der Harnblase, durch die der Körper verbrannte Tabakbestandteile ausscheidet und die unter diesen Giftstoffen leiden. Deshalb ist auch die Zahl der Blasenkrebsfälle bei Rauchern so hoch. Zusätzlich wird das Immunsystem durchs Rauchen geschwächt. Darauf kommen wir später noch.

Rauchen begünstigt nicht nur Lungenkrebs, sondern lässt auch in anderen Organen Tumorzellen entstehen

Eine andere Gefährdung kommt von bestimmten (ionisierenden) Strahlen. Röntgenstrahlen, radioaktive Strahlen von Kernkraftwerken, aber auch intensive UV-Sonnenstrahlen können, wie Sie sicher wissen, Gewebe zerstören. Das heißt, sie verändern die Chromosomen in den Zellkernen. Chromosomen enthalten den Grundbaustein des Lebens, die *Desoxyribonucleinsäure*, kurz DNS, auf der in endlosen Reihen, gleich Perlenketten, die Erbinformationen und Bauvorlagen des Körpers liegen und von dort mittels entsprechender Programme die biologischen Prozesse der Zellen steuern. Werden diese DNS-Moleküle geschädigt, dann sind die Baupläne zerstört. Was folgt, sind regellose Befehle an die Zelle: Sie entartet daraufhin oder stirbt ab.

Der Grad der Schädigung durch Strahlen hängt allerdings unmittelbar von Intensität und Dauer der Einwirkung ab. Im japanischen Fukushima wurden seinerzeit bei der Kernschmelze des Atomreaktors, unter der noch heute Abertausende von Menschen – auch an Krebs – leiden, schier unvorstellbar hohe Mengen an Radioaktivität frei.

Bei normalen Untersuchungen mit Röntgenaufnahmen handelt es sich andererseits um Strahlendosen, die, auch bei mehrfacher Wiederholung, ungefährlich für Ihren Körper sind.

Wobei man sich schon bemüht, die Zahl der Röntgen- und CT-Aufnahmen so gering wie möglich zu halten. Anders ist es bei therapeutischen Bestrahlungen, die mit größerer, präzise gezielter Energie zur Behandlung bösartiger Tumoren eingesetzt werden. Das dadurch bewirkte Absterben der Krebszellen bedeutet dann die mögliche Heilung.

Erbfaktoren

Krebs ist keine eindeutige Erbkrankheit. Aber es gibt eine Reihe von Risiko-Genen im Erbgut mancher Menschen, die von Generation zu Generation weitergegeben werden, manchmal eine Generation aussparen, dann aber wieder in den Chromosomen der Kinder oder Enkel auftauchen – je nach Dominanz, also Durchsetzungsvermögen des kranken Gens. Hier einige wichtige Beispiele:

- **Familiär gehäufter Darmkrebs,** der über zwanzig Prozent aller Krebsfälle des Dickdarms ausmacht und in unterschiedlichen Formen auftritt.
- **Familiäre** *Adenomatöse Polyposis:* Durch einen vererbbaren Gen-Defekt entwickeln sich meist schon in ganz jungen Jahren Hunderte von Schleimhautwucherungen (Polypen) im Dickdarm, von denen in kurzer Zeit mit fast hundertprozentiger Wahrscheinlichkeit mehrere zu Krebs entarten, sofern man sie nicht rechtzeitig entfernt. Diese Form macht aber nur ca. 1 Prozent der Darmkrebsfälle aus.
- **Erblicher** *Nicht-polypöser Darmkrebs* (medizinisch als *Lynch-Syndrom* oder *HNPCC = Hereditäres non-polypöses colorektales Carzinom* bekannt) ist mehr als zehnmal so

häufig. Auch hier sind Genveränderungen schuld am Entstehen der bösartigen Krankheit, die sich allerdings erst etwas später zeigt, fast immer aber vor dem 45. Lebensjahr. Kinder von Betroffenen tragen ein 50-prozentiges Risiko, das kranke Gen geerbt zu haben. Oft treten dabei Krebstumore auch in anderen Organen auf.

Neben diesen eindeutig vererbungsbedingten Formen entsteht die weitaus größere Zahl der Darmkrebsfälle »spontan«, also ohne dass man eine eindeutige genetische Vorbelastung feststellen könnte. Deshalb sind sie leider nicht weniger gefährlich. Glücklicherweise können wir durch eine gezielte Vorsorge sowohl die erblichen als auch die nicht-erblichen Darmkrebsformen rechtzeitig erkennen oder sogar verhindern. (Alles Wichtige über Darmkrebs-Prävention lesen Sie ab Seite 152.)

Darmkrebsfälle in der Familie? Lassen Sie sich unbedingt rechtzeitig untersuchen!

Bei Brustkrebs gibt es ebenfalls Hinweise auf ein gehäuftes Auftreten innerhalb bestimmter Familien. Über diese Zusammenhänge wird derzeit intensiv geforscht. Bis jetzt hat man aber nur eine sichere Verbindung zum Erbgut der Betroffenen entdeckt: Das ist der Nachweis von Veränderungen der Gene *BRCA-1* und *BRCA-2*. Der Name ist die Abkürzung vom englischen Breast Carcinom. Es geht dabei um jeweils ein bestimmtes Gen auf dem Chromosom 17 bzw. 13, das bei diesen weiblichen Familienangehörigen mutiert und damit wirkungslos ist (vom lateinischen *mutare* = verändern). Als sogenanntes Reparatur-Gen kann es dadurch Schädigungen oder falsche Teilungen bei Zellen der Brustdrüse oder der Eierstöcke nicht mehr erkennen. Das lebenslange Risiko, einen bösartigen Tumor in diesen Organen zu bekommen, ist deshalb relativ hoch. Sind beide Gene betroffen, dann steigt die Gefahr sogar um mehr als das Doppelte, auf über 80 Prozent. (Nach neueren Erkenntnissen scheinen auch Männer betroffen zu sein: Bei ihnen besteht dann ein erhöhtes Risiko für Prostatakrebs.)

Sie erinnern sich vielleicht, dass sich die Schauspielerin und Regisseurin Angelina Jolie, deren Mutter und Großmutter an Brustkrebs verstorben waren und bei der man diese fatale Gen-Kombination nachgewiesen hat, Brustdrüsen und Eierstöcke entfernen ließ, um nicht ständig mit dieser Bedrohung leben zu müssen.

Aber es gibt selbstverständlich noch eine Reihe anderer Vorsorgemaßnahmen, die Frauen mit dieser Belastung relativ sicher vor der Krankheit bewahren können, ohne dass sie solch drastische Maßnahmen auf sich nehmen müssen (siehe Seite 156).

Noch Fragen?

Ich bin bereits völlig deprimiert. Wie weiß ich denn, ob ich derartig veränderte Gene habe? Muss ich mich jetzt untersuchen lassen – und kann man das überhaupt sicher feststellen?

Der Verdacht, dass man durch eine geerbte Veranlagung gefährdet ist, ergibt sich nur, wenn bei zwei oder mehr Blutsverwandten in mindestens zwei Generationen zum Beispiel Darmkrebs (oder Brustkrebs) festgestellt wurde. Vor allem wenn Personen betroffen sind oder waren, bei denen die Krankheit in relativ jungem Alter auftrat. Die genannten Gendefekte kann man durch einen entsprechenden Test nachweisen. Ganz wichtig ist dabei, dass man sich schon vorher und selbstverständlich auch nachher beraten lässt: über die Wahrscheinlichkeit einer Erkrankung (viele Träger fehlerhafter Gene bleiben ihr Leben lang gesund!) und über die Möglichkeiten von Vorsorge und Früherkennung.

Ich weiß gar nicht, ob ich so etwas wissen möchte. Ich glaube, ich hätte zu viel Angst.

Viel wichtiger als ein Gentest ist eine rechtzeitige Vorsorgeuntersuchung, wenn solche Krebsarten in der Familie zweimal oder womöglich noch häufiger aufgetreten sind. Ich verstehe Ihre Ängste. Ich hatte es in meiner Praxis gelegentlich mit Patienten zu tun, die derartige Untersuchungen grundsätzlich ablehnten, sogar nachdem zwei direkte Verwandte an Darmkrebs gestorben waren. Man braucht als Ärztin dann viel Zeit, um zu diskutieren, um den Menschen die Furcht vor einem womöglich belastenden Ergebnis zu nehmen und um sie auf die guten Heilungsaussichten bei einer rechtzeitigen Diagnose hinzuweisen. Aber natürlich gibt es immer wieder Unbelehrbare, die sich nicht umstimmen lassen. Dann kann man nur hoffen, dass sie trotzdem gesund bleiben.

Bei familiärer Veranlagung zu einer Krebskrankheit sollten Sie konsequent Vorsorgeuntersuchungen machen lassen

Falscher Lebensstil, schwaches Immunsystem

Ich weiß, es sagt sich so leicht: Jeder dritte Krebsfall ließe sich vermeiden, wenn … ja, wenn wir vernünftig wären, mehr Gesundes essen, uns viel bewegen, nie rauchen, sehr wenig Alkohol trinken, genügend schlafen und dem Leben möglichst heiter gegenüberstehen würden. Das alles tun wir natürlich nicht immer. Heiter sein schon gar nicht. Dabei handelt es sich hier leider um ziemlich gesicherte Erkenntnisse.

Vom Rauchen war schon an anderer Stelle die Rede. Es ist tatsächlich das größte Risiko, das allein für ungefähr 15 Prozent aller Krebserkrankungen verantwortlich ist – wobei nicht nur Bronchien, Lunge und Blase, sondern auch Kehlkopf und Speiseröhre durch die nachgewiesen krebserzeugenden Substanzen des Tabakrauchs gefährdet sind. Passivrauchen ist übrigens ebenso schädlich, da die gleichen Schadstoffe in die Atemluft gelangen. Auch das Immunsystem, dessen Aufmerksamkeit ja nicht nur auf äußere Gefahren, sondern eben auch auf innere Schwachstellen gerichtet sein sollte, befindet sich im ständigen Kampf gegen die giftigen Tabakwolken und übersieht dann vielleicht Zellen, die sich nicht ordnungsgemäß geteilt haben.

Die Ernährung spielt bei der Krebsentstehung ebenfalls eine wichtige Rolle. Zum einen hat man nachgewiesen, dass Übergewicht die Krebsgefahr steigert, vor allem die von Darm- und Bauchspeicheldrüsen-Tumoren. Warum das so ist, scheint noch nicht ganz klar zu sein. Man weiß aber schon, dass die vermehrten Fettzellen im Inneren des Bauches bestimmte Hormone herstellen, die Entzündungen hervorrufen. Es lohnt sich also, auf ein einigermaßen normales Gewicht zu achten. Ungesunde Ernährung durch industriell gefertigte Lebensmittel mit ihren viel zu hohen Anteilen an Fetten, Zucker und vielen chemischen Zusatzstoffen belastet das Immunsystem gewaltig. Schließlich muss es all diese Konservierungsmittel, Geschmacksverstärker, Verdicker, künstlichen Aromen und Farbstoffe, die wir mit so vielen Fertigprodukten essen, neutralisieren und aus unserem Körper entfernen. Ein gewisses Risiko, vor allem für Darmkrebs, entsteht auch durch den zu häufigen Genuss von rotem Fleisch und gepökelten oder geräucherten Fleischprodukten. Frisches Obst und Gemüse hingegen hilft der Körperabwehr, weil es die Zellen von den Abfallprodukten ihres Stoffwechsels, von den »freien Radikalen«, entlastet. Tomaten gelten dabei durch ihre sekundären Pflanzenstoffe als besonders gut gegen Prostatakrebs, viele Kohlarten sollen vor Darmkrebs schützen. Zusätzlich sorgen Faser- und andere Ballaststoffe im Gemüse für eine zügige Passage des Stuhls durch den Darm und auf diese Weise für eine geringere Belastung der Darmschleimhaut durch schädliche Verdauungsabfälle.

Wenn es um ein schwächelndes Immunsystem geht, spielt der **Bewegungsmangel** eine ganz wichtige Rolle. Die positive Wirkung von regelmäßiger körperlicher Aktivität ist so groß, dass man heute sogar Patienten, die bereits an **Sport ist ein** bestimmten Krebsarten wie zum Beispiel Brust- **hervorragendes Mittel** oder Darmkrebs leiden oder litten, dringend **gegen Krebs** empfiehlt, sich sportlich zu betätigen, weil es eben viel seltener zu Rückfällen oder Metastasierung kommt, wenn die Immunabwehr intakt ist. In einigen Studien war dieser positive Effekt sogar stärker als der einer Nachsorge mittels Hormon- oder Chemotherapie.

Wer keinen Spaß am Sport hat, der kann sich selbstverständlich auch auf andere Art bewegen. Treppensteigen, Spazierengehen, Radfahren, auf dem Heimtrainer oder im Fitnessstudio strampeln – alles ist besser, als nur im Auto oder auf dem Sofa zu sitzen.

Vorsicht vor Hormonbehandlungen! Die Östrogen-Ersatztherapie, die Frauen in den Wechseljahren angeboten wird, ist mit einem eindeutig erhöhten Risiko für Brustkrebs verbunden! Beschwerden in diesen Jahren – Schwitzen, Schlafstörungen, Stimmungsschwankungen – lassen sich fast immer durch Sport und eine positive Lebenseinstellung bessern.

Wenn überhaupt, dann sollten Sie Hormone nur in geringer Dosis und so kurz wie möglich nehmen. Und wichtig sind in jedem Fall regelmäßige Untersuchungen beim Frauenarzt.

Sonnenlicht ist wichtig, für uns alle. Ein Frühlingstag mit den ersten wärmenden Strahlen, mit Vogelzwitschern und blühenden Sträuchern vertreibt die Winterdepressionen. Im Sommer am Seeufer oder am Meer in der Sonnenwärme zu liegen – herrlich erholsam und für viele der Inbegriff von Urlaub. Schließlich brauchen wir die Sonne auch, um das wichtige Vitamin D in unserer Haut zu bilden. Aber da beginnt es bereits bedenklich zu werden:

Sonnenbaden ohne Schutz ist gefährlich – sehr gefährlich. Seit die Ozonschicht in der Atmosphäre dünner geworden ist, treffen die Sonnenstrahlen mit größerer Energie auf die Erde und damit auf unsere Hautzellen. Je direkter der Einfallswinkel der Strahlen, vor allem in der Mittagszeit, desto intensiver ist die Wirkung der Ultraviolettstrahlen. Leider beweisen die Statistiken, dass das *Maligne Melanom*, der schwarze Hautkrebs, eine der tückischsten Krebsarten, in letzter Zeit zahlenmäßig deutlich zugenommen hat. Vor allem hellhäutige Menschen und solche, deren Haut viele (zunächst harmlose) Muttermale – medizinisch: *Nävi* – aufweist, sollten sich vor zu viel Sonne, insbesondere vor Sonnenbrand schützen. Am besten nicht nur durch Sonnencremes mit hohem Schutzfaktor, sondern auch mit Hüten, leichten Baumwollhemden und Ähnlichem. Für Kinder mit ihrer empfindlichen Haut gilt dies ohnehin.

Achten Sie auf Pickel und andere Unregelmäßigkeiten der Haut, die nicht abheilen. Auch wenn keine dunkle Verfärbung sichtbar ist, kann es sich um ein Melanom handeln. Sofort zum Hautarzt!

Vorsorgeuntersuchungen und wie sie uns schützen

Robert F., 60 Jahre alt, geht zu seinem Hausarzt. Er hat seit einigen Monaten Probleme mit der Verdauung, jetzt sind auch noch Schmerzen im Unterbauch dazugekommen, nicht immer, aber immer häufiger. Der Arzt untersucht ihn, tastet ihn ab, findet nichts Ungewöhnliches, besteht aber darauf, ihn bei einem Spezialisten, einem Gastroenterologen, anzumelden. Warum er nicht früher gekommen sei. Gute Frage, meint Robert F., und murmelt etwas von »zu viel zu tun« und dass er dachte, die Beschwerden würden von selbst wieder vergehen. Was der Experte dann ein paar Tage später erst mit Ultraschall und schließlich mit einer Darmspiegelung feststellt, bedeutet einen heftigen Schock für den Patienten: Darmkrebs. Wahrscheinlich noch kein fortgeschrittenes Stadium, aber ein deutlich sichtbarer Tumor im Dickdarm.

Die große Chance

Vielleicht kann Robert F. geheilt werden. Aber dies wird ein schwieriger Weg sein, mit Operation, Lymphknotenentnahme, eventuell Chemotherapie und in jedem Fall Wochen und Monaten mit Beschwerden und Angst. Eine Vorsorgeuntersuchung, wie sie bei uns jedem ab dem 55. Lebensjahr angeboten wird, hätte den Patienten vor all dem bewahrt. Darmkrebs wächst langsam. Eine Darmspiegelung fünf Jahre früher hätte mit größter Wahrscheinlichkeit einen Polypen – eine zunächst gutartige Wucherung der Schleimhaut – oder eine Vorstufe des Krebses an der Stelle gezeigt, an der sich jetzt der Tumor ausgebreitet hat. Der Arzt hätte die kleine Wucherung durch sein Endoskop entfernt, gleichzeitig den ganzen Dick- und Enddarm nach ähnlichen Stellen abgesucht und Robert F. dann als gesunden Menschen entlassen.

Wie kein anderes Krebsleiden kann Darmkrebs durch diese Möglichkeit der frühesten Erkennung verhindert oder geheilt werden. Und in der Tat ergreifen schon sehr viele Menschen diese Chance. Man schätzt, dass seit der Einführung der von den Krankenkassen bezahlten Vorsorge-Darmspiegelung im Jahr 2002 allein in Deutschland mehr als 180.000 Fälle von Krebs verhindert wurden. Aber: Es haben sich bisher jeweils nur ca. 20 Prozent der über 55-Jährigen untersuchen lassen. Das sind immer noch viel zu wenige!

So besiegen Sie den Darmkrebs

- **Waren oder sind direkte Verwandte an Darmkrebs erkrankt?** Dann sollten Sie die erste Vorsorge-Darmspiegelung bereits mit 40 Jahren, in jedem Fall aber zehn Jahre vor dem Alter durchführen lassen, in dem der Angehörige erkrankte.
- **Waren es zwei oder mehr Angehörige bzw. sind diese Fälle in jungen Jahren aufgetreten?** Das bedeutet, dass Sie, Ihre Kinder und Enkel vielleicht das Risiko einer familiären Darmkrebs-Erkrankung geerbt haben. Beantragen Sie einen entsprechenden Gentest. Und falls jemand in der Familie belastet ist: Handeln Sie rasch und konsequent, das heißt, Darmspiegelungen ab dem 25. Lebensjahr (siehe »Erbfaktoren«, Seite 145).

- **Es sind keine Fälle in der Familie bekannt:** Dann genügt es, wenn Sie ab dem 50. Lebensjahr jährlich einen Stuhltest (möglichst einen sogenannten Immunologischen Test) machen und dann ab dem 55. Lebensjahr alle 10 Jahre eine Darmspiegelung durchführen lassen. Der Test auf verstecktes Blut im Stuhl ist äußerst einfach in der Durchführung: Sie erhalten kleine »Briefchen«, auf die Sie etwas Stuhl aufbringen und die Sie dann bei Ihrem Arzt abliefern. Ein positiver Test signalisiert, dass kleinste Blutspuren gefunden wurden, die einen wichtigen Hinweis auf Polypen oder Adenome (zunächst noch gutartige Tumoren) im Darm geben können.

- **Leiden Sie an einer chronisch entzündlichen Darmerkrankung wie Morbus Crohn oder Colitis ulcerosa?** Dann sollten Sie – gemäß dem Rat Ihrer Ärzte – ebenfalls regelmäßig Ihren Darm spiegeln lassen, weil bei diesen Krankheiten eine erhöhte Krebsgefahr besteht.

Noch Fragen?

Ehrlich gesagt habe ich ziemlich Angst vor einer Darmspiegelung.

Die brauchen Sie wirklich nicht zu haben. Sie sind mit dieser Angst natürlich nicht alleine. Die Leute stellen sich das aber viel schlimmer vor, als es tatsächlich ist. Von der eigentlichen Untersuchung spürt man ohnehin nichts, weil man in einen kurzen Dämmerschlaf versetzt wird. Und das einzig Unangenehme, das Abführen zur Darmreinigung, ist durch neue Mittel heute auch nicht mehr sehr belastend. Allerdings muss der Darm sauber sein, sonst kann der Arzt ja nichts sehen.

Geht es nicht ohne Darmspiegelung? Da gibt es doch noch andere Methoden.

Sie meinen eine »Virtuelle Koloskopie« durch eine Röntgen-Computer-Tomografie? Die gibt es. Und man kann damit den Dickdarm auch sehr gut darstellen und Unregelmäßigkeiten in der Schleimhaut erkennen, zumindest wenn sie größer als einen halben Zentimeter sind. Aber den Darm müssen Sie auch für diese Untersuchung reinigen. Was noch schwerer wiegt: Sollten dabei Polypen oder andere Unregelmäßigkeiten entdeckt werden, so müssen Sie doch noch eine Spiegelung mit erneuter Reinigung machen lassen, damit man diese Polypen abtragen kann. Außerdem bedeutet eine virtuelle Koloskopie doch eine ziemlich hohe Strahlendosis.

Kann eine Darmspiegelung nicht auch gefährlich sein?

Komplikationen wie stärkere Blutungen, im schlimmsten Fall eine Verletzung der Darmwand, gibt es laut Statistik nur bei ein bis zwei pro tausend Untersuchungen. Im Allgemeinen kann man diese Probleme dann auch sofort behandeln, sodass kein Dauerschaden entsteht. Selbstverständlich sollten Sie die Untersuchung nur in einer Praxis machen lassen, die große Erfahrung mit Koloskopien hat.

Gibt es Nahrungsergänzungsmittel, die mich vielleicht schützen können?

Nein, die gibt es leider nicht. Was immer man Ihnen da anbietet – vergessen Sie es, es nützt nur den Herstellern. Sie können aber überlegen, ob Sie nicht weniger rotes Fleisch – vom Rind, Schwein, Kalb oder Lamm – und weniger Wurstwaren essen könnten. Vor allem gepökelte und geräucherte Waren gelten, wenn man sie regelmäßig isst, als mögliche Risikofaktoren für Darmkrebs.

Noch eine große Chance

Häufigster Krebs bei Frauen ist nach wie vor der Brustkrebs. Glücklicherweise nehmen inzwischen sehr viele Frauen die Chance einer Früherkennung wahr und können deshalb immer häufiger von dieser Krankheit geheilt werden.

Offiziell sollten Frauen spätestens ab dem 30. Lebensjahr jedes Jahr bei ihrem Gynäkologen eine entsprechende Untersuchung durchführen lassen. Wir empfehlen den Frauen aber, darüber hinaus auch selbst die Brust öfter abzutasten, weil die Vertrautheit mit den eigenen Brüsten hilft, krankhafte Veränderungen sehr früh zu entdecken.

Die Brustdrüse ist ein höchst sensibles Organ. Nicht nur was Berührungen angeht. Sie verändert sich im Grunde ständig, je nach den Hormonen, den Östrogenen und Gestagenen, die der weibliche Körper während eines Zyklus in den Eierstöcken produziert. So kommt es, dass sich der Busen vor der Periode meist praller anfühlt als danach. Deshalb empfiehlt man, die Brüste am besten jeweils nach der Menstruation gründlich – aber zart! – zu befühlen, weil sich dann kleinste Knoten sicherer ertasten lassen. In und nach der Menopause ist das meist ohnehin einfacher, weil das Brustgewebe dann nicht mehr so dicht ist.

Übrigens bedeutet ein Knoten in der Brust noch lange nicht, dass da gerade Krebs entsteht. Es kann sich um kleine Zysten (mit Flüssigkeit gefüllte Hautsäckchen) oder um völlig harmlose Verdichtungen handeln.

Aber jeder Knoten hat so lange als verdächtig zu gelten, bis das Gegenteil bewiesen ist!

Mit anderen Worten: Wenn Sie oder der Frauenarzt etwas Ungewöhnliches getastet haben, muss man weiter untersuchen. Zunächst mit Ultraschall (damit lassen sich Zysten gut erkennen), aber auch mittels einer *Mammografie*. Gerade die Mammografie hat entscheidend dazu beigetragen, dass schon ganz frühe Stadien von Krebs sichtbar gemacht wurden (es handelt sich dabei um winzige weißliche Punkte im Röntgenbild, die Hinweise auf bösartige Zellnester sind). In diesem frühen Stadium ist es fast immer möglich, so zu operieren, dass die Brust erhalten werden kann. Diese Erkenntnisse haben die Gesundheitsexperten dazu bewogen, das *Mammografie-Screening* alle zwei Jahre als Vorsorgeangebot für Frauen zwischen 50 und 69 Jahren einzuführen (also in der Zeitspanne, in der Brustkrebs statistisch gesehen am häufigsten entsteht).

Mammografie-Screening – sinnvoll oder nicht?

Die Röntgendarstellung der Brustdrüse ist eine höchst sinnvolle Untersuchung – ohne jede Einschränkung. Sicher, es kann manchmal etwas schmerzhaft sein, wenn die Brust dabei zwischen zwei Plastikplatten eingezwängt wird, aber die Untersuchung dauert nur wenige Minuten. Dass andererseits das Screening, also die Reihenuntersuchung möglichst ganzer Jahrgänge von Frauen, inzwischen trotzdem kontrovers diskutiert wird, liegt wohl daran, dass im Rahmen dieser Massenuntersuchungen trotz aller Sorgfalt gelegentlich ein Krebsverdacht geäußert wird, der sich dann als falsch erweist. Überdiagnostik nennt man das – und Übertherapie der Betroffenen kann dabei die logische Folge sein, mit Tagen und Wochen der Angst, bis sich durch Gewebeentnahme die Harmlosigkeit des Befundes herausgestellt hat. Es ist gut, dass jede Frau für sich und durch ein vertrauensvolles Gespräch mit Ihrem Frauenarzt entscheiden kann, ob sie sich an diesem Screening beteiligen will.

Früherkennung von Brustkrebs

- **Wenn es in der Familie keine Fälle von Brustkrebs oder Eierstockkrebs gibt:** Dann sollten Sie spätestens ab dem 30. Lebensjahr einmal im Jahr eine Untersuchung der Brust beim Gynäkologen durchführen lassen. Gleichzeitig wird er dabei auch eine Untersuchung und einen Abstrich des Muttermundes machen (Pap-Test), um mögliche frühe Anzeichen eines *Zervix-Karzinoms* zu erkennen. Bei verdächtigem Tastbefund der Brüste: Ultraschall und/oder Mammografie. Ab dem Beginn der Menopause ist alle zwei Jahre eine Mammografie sinnvoll, weil dann die Brustkrebsrate statistisch deutlich ansteigt.

- **Zwei oder mehr Frauen in der Familie sind oder waren an Brustkrebs erkrankt,** womöglich in einem relativ frühen Alter (siehe auch Seite 146). In diesem Fall haben Sie Anspruch auf eine genetische Untersuchung mit ausführlicher Beratung. Sollten die kritischen Brustkrebs-Gene BRCA1 und/oder BRCA2 festgestellt werden und Ihr Krebsrisiko damit deutlich erhöht sein, haben Sie folgende Optionen: 1. Lebenslange engmaschige Untersuchungen von Brust und Eierstöcken mittels Ultraschall und Kernspin. Achtung: Häufige Mammografien sind in diesem Fall weniger günstig, weil man befürchtet, dass selbst die geringen Strahlendosen zu einer möglichen Entartung der Zellen führen könnten – und diese Zellen dann wegen der defekten Reparatur-Gene BRCA1 und BRCA2 vom Körper selbst nicht unschädlich gemacht werden. Die Kernspin-Untersuchung und deren Interpretation muss ein sehr erfahrener Radiologe durchführen.

2. Die radikale Konsequenz: Entfernung des Brustdrüsengewebes (mit anschließendem Wiederaufbau der Brüste durch Silikonimplantate oder körpereigenes Gewebe) und der Eierstöcke. Um die Folgen der dadurch abrupt ausgelösten Menopause abzuschwächen, gibt es entsprechende Medikamente.

Wenn Viren Krebs verursachen

Es geht um den Gebärmutterhalskrebs, medizinisch: *Zervix-Karzinom*, der lange Jahre eine der häufigsten Krebsarten bei Frauen war und weltweit noch ist. Bei uns ist dieser Krebs in den letzten Jahrzehnten deutlich seltener geworden. Bessere Hygiene, Früherkennung durch mikroskopische Untersuchung eines Scheidenabstrichs (Pap-Test) haben sicherlich zu dieser erfreulichen Entwicklung beigetragen. Am wichtigsten aber waren Forschungsergebnisse, die der deutsche Arzt und Mikrobiologe Harald zur Hausen 1974 zum ersten Mal veröffentlichte: In einem kühnen Gedankengebäude verknüpfte er den Nachweis von bestimmten Viren, genauer: *Papilloma-Viren* (HPV), die Warzen am weiblichen Genitale verursachen, mit dem oft Jahre später entdeckten Krebs am Muttermund. Diese Theorie stellte sich als richtig heraus und brachte ihm 2008 den Nobelpreis für Medizin ein. Seit über zehn Jahren gibt es nun einen Impfstoff, der Mädchen und junge Frauen vor einer Infektion mit diesen Viren schützt. Da die Übertragung der Viren meistens durch Sexualkontakte erfolgt, wird empfohlen, diese Imp-

Schutz vor Zervix-Karzinom bietet die Impfung gegen bestimmte Papilloma-Viren

fung schon ab dem 12. Lebensjahr durchzuführen. Auch für junge Männer wird die Impfung empfohlen, zu ihrem Schutz (vor Genitalwarzen) und zu dem ihrer Sexualpartner/innen.

Die Prostata – das verborgene Organ

Diese Drüse liegt ziemlich versteckt am unteren Rand des Beckenbodens und umspannt die männliche Harnröhre genau da, wo sie aus der Harnblase austritt. Samenleiter und damit die Samenzellen aus den Hoden durchqueren sie und münden zusammen mit ihrem Sekret in die Harnröhre. Durch diese Position wirkt sich eine Vergrößerung des Organs, wie sie sich bei so vielen Männern im höheren Alter einstellt, problematisch aus, weil dadurch der Ausfluss des Harns aus der Blase behindert werden kann und entsprechend oft chirurgisch korrigiert werden muss.

Prostatakrebs ist die dritthäufigste Krebserkrankung des Mannes, nach Lungen- und Darmkrebs

Leider ist die Prostata auch ziemlich anfällig für die Entstehung von Krebszellen in ihrem Inneren. Um diese bösartigen Zellen rechtzeitig zu erkennen, eine Ausbreitung des Krebses über die Kapsel des Organs hinaus zu verhindern und dadurch eine völlige Heilung zu ermöglichen, gibt es verschiedene diagnostische Methoden. In jedem Fall sollten Männer ab 45 Jahren (bei Vorkommen von Prostatakrebs in der Familie schon ab dem 40. Lebensjahr) jährlich eine Untersuchung beim Urologen durchführen lassen. Diese beinhaltet zunächst ein Abtasten der Prostata durch den Enddarm, um Verhärtungen oder Unregelmäßigkeiten an dem weich-elastischen Organ zu spüren. Da auf diese Weise aber oft nicht die ganze Drüse beurteilt werden kann, empfehlen Experten zusätzlich eine Ultraschall-Untersuchung, am besten auch durch den Darm. Leider wird diese Technik noch nicht überall angeboten – und von den Krankenkassen nicht bezahlt. Die Bestimmung eines speziellen Eiweißstoffes im Blut, des *Prostata-spezifischen Antigens*, kurz PSA, ist zwar sinnvoll, die Interpretation des Befundes aber schwierig. Zum einen schwankt dieser Wert von Tag zu Tag – je nachdem, ob man Sex hatte, eine Radtour gemacht (Massage der Prostata durch den Sattel!) oder auch nur heiß gebadet hat. All das sollte man vor einer Untersuchung also nicht tun! Aber auch eine gutartige Vergrößerung des Organs hat eine Erhöhung des PSA zur Folge. Man hat sich nun darauf geeinigt, dass Werte über 4 ng/ml oder aber, noch aussagekräftiger, ein stetiger Anstieg des Wertes über ein halbes Jahr ein wichtiger Hinweis auf eine mögliche Krebserkrankung sein kann. Bestätigt werden müssen alle Verdachtsmomente durch eine Gewebeprobe.

Bitte beachten Sie:

Diese Vorsorge- bzw. Früherkennungsuntersuchungen werden Ihnen zu Ihrem eigenen Schutz vor Krebs empfohlen und von der Kasse bezahlt.

Für alle Details blättern Sie bitte zum Anhang, Seite 226.

10

Osteoporose, Arthrose und Rückenschmerzen

Erinnern Sie sich an Kinderbücher aus früheren Zeiten? An diese lustigen Abbildungen älterer Menschen darin? Die Großmütter hatten neben Zahnlücken ausnahmslos Buckel und gingen gebeugt, die Opas humpelten am Gehstock oder womöglich nur auf einem Bein – »alt« war also ein Synonym für Gebrechlichkeit, für Gehbehinderung und eine kaputte Wirbelsäule. Und offensichtlich traf dieses Schicksal jeden, der nicht mehr ganz jung war.

Die Alten sind heute glücklicherweise nicht mehr die Alten. Auch was ihre Knochen betrifft. Osteoporose kann man gut behandeln, Hüft- und Kniegelenke lassen sich bestens ersetzen, sogar Bandscheiben und Wirbelkörper werden von geschickten Orthopäden oder Neurochirurgen wieder aufgerichtet, wenn sie der Last des (oft übergewichtigen) Körpers nicht mehr standgehalten haben. Allerdings gehen diesen fabelhaften Behandlungen eben doch in aller Regel Monate oder Jahre mit Behinderungen und Schmerzen voraus. Vor allem chronische Rückenschmerzen sind so etwas wie eine Volkskrankheit geworden, die häufigste Ursache für Frühverrentung und eine massive Einbuße von Lebensqualität.

Dabei kann man so viel tun, um Schäden an Knochen und Gelenken vorzubeugen, statt sich nur auf die Reparaturabteilung unseres Gesundheitssystems zu verlassen.

Osteoporose ist keine harmlose Krankheit

Der Großteil der Betroffenen sind Frauen, und es beginnt meist in den Wechseljahren. Die Östrogenproduktion hat nachgelassen, man ist ein wenig bequemer geworden. Sport? Naja, muss doch nicht mehr sein ... Und langsam, aber sicher verändert sich das Skelett, das Gerüst unseres Körpers. Unsere Knochen gelten als architektonische Kunstwerke, denn sie verbinden eine raffinierte Leichtbauweise mit maximaler Festigkeit. Hart und dicht ist die Außenschicht – die *Kompakta* –, leicht sind die Tausenden winzigen Bälkchen – die *Spongiosa* –, die das Innengerüst bilden und dabei so angeordnet sind, dass sie jeweils in einem optimalen Winkel zur Last stehen, die sie tragen müssen. Nachteil dieser eleganten Konstruktion: Sie ist anfällig für Veränderungen des Stoffwechsels. Wenn nämlich als Folge der Osteoporose die Außenschicht dünner und die Bälkchen spärlicher werden, dann ist es aus mit der Festigkeit, und die Gefahr steigt, dass ein Knochen bricht. Gefürchtet sind Frakturen der Wirbelsäule, die stärkste Schmerzen bereiten, oder ein Bruch des Oberschenkels, der oft den Beginn der Pflegebedürftigkeit bedeutet.

Unser Skelett ist eine Dauerbaustelle

Die meisten Menschen machen sich nicht klar, dass ihr Skelett ein lebendiges Organ und darüber hinaus eine Dauerbaustelle ist. Überall werden Knochenzellen abgebaut, durch neue ersetzt und diese dann wieder mit Kalzium gehärtet. Dieses Gleichgewicht von Auf- und Abbau funktioniert aber nur, wenn bestimmte Bedingungen erfüllt sind: normale Durchblutung, genügend Kalzium und – ausreichende Belastung des Knochens.

Osteoporose ist eine vermeidbare Krankheit!

Wie sich Astronauten vor Osteoporose schützen

Astronauten schildern das Erlebnis der Schwerelosigkeit im All als zunächst total angenehm: Jede Bewegung geschieht ohne Anstrengung, man schwebt mühelos, das Herz muss viel weniger arbeiten. Sie wissen aber, dass diese Leichtigkeit gleichzeitig eine Gefahr birgt: Ihre Muskeln werden zunehmend schwächer, auch der Herzmuskel, und die Knochen verlieren schon nach kurzer Zeit einen Teil ihrer Festigkeit. All das wird zum ernsten Problem, wenn sie nach Wochen oder sogar Monaten wieder der Schwerkraft der Erde ausgesetzt sind. In den Anfängen der Raumfahrt verloren Astronauten noch ca. 25 Prozent ihrer Knochenmasse und hatten danach große Mühe, diesen Verlust wieder auszugleichen. Heute gibt es die raffiniertesten Fitnessgeräte an Bord, auch solche, mit denen sich Schwerkraft simulieren lässt. So stülpen sich die Weltraumfahrer mit gebeugten Knien eine Gummidecke über, die am Boden fixiert ist. Wenn sie sich jetzt strecken und aufstehen, müssen sie das gegen einen starken Widerstand tun und belasten dabei Muskulatur und Knochen. Zwei bis drei Stunden intensives Training für Herz, Kreislauf und Muskeln sind das tägliche Pflichtprogramm, berichten sie uns.

Strategien für gesunde Knochen

Auch wenn Sie erblich belastet sind, wenn also Mutter oder Großmutter einen »Witwenbuckel« oder womöglich Knochenbrüche im Alter hatten: mit rechtzeitiger Vorbeugung haben Sie alle Chancen, Ihre Knochen gesund zu erhalten.

Besonders gefährdet sind ältere Menschen – übrigens nicht nur Frauen, sondern auch Männer! –, jüngere vor allem dann, wenn sie an Magersucht (Anorexie) leiden, Alkoholabhängige, Patienten mit einer Chronisch Obstruktiven Lungenerkrankung (COPD) sowie alle, die einige Zeit im Bett verbringen oder über mehrere Wochen Kortison einnehmen müssen. Folgendes können Sie für Ihre Knochengesundheit tun:

- Experten empfehlen eine **Bestimmung der Knochendichte** zu Beginn der Wechseljahre oder bei Verdacht auf bereits bestehende *Osteopenie* (das bedeutet: verminderte, aber noch nicht krankhaft veränderte Knochendichte) mittels einer DEXA-Röntgenuntersuchung. Durch diesen Ausgangswert kann man später abschätzen, ob der Knochenschwund rasch fortschreitet, und dann entsprechende Therapien einleiten.
- Den Körper mit genügend **Kalzium** versorgen. Am besten ist es, wenn die normale Ernährung bereits die notwendigen 1.000 bis 1.500 Milligramm (1,0 bis 1,5 Gramm) pro Tag enthält. Besorgen Sie sich in der Apotheke oder im Internet Listen mit dem Kalziumgehalt der wichtigsten Lebensmittel und rechnen Sie nach, ob Sie dabei auf der sicheren Seite sind. Viel Kalzium steckt in Milch- und Milchprodukten (100 Gramm Hartkäse wie z.B. Emmentaler enthalten bereits 1.000 Milligramm Kalzium), aber auch in grünem Gemüse wie Brokkoli oder Grün- und Weißkohl und in manchen Obstsorten, z.B. in Johannisbeeren. Mineralwasser mit hohem Kalziumgehalt trägt ebenfalls zu einer ausreichenden Versorgung bei.[*] Problematisch kann die Kalzi-

---

[*] Tabellen dazu finden Sie auch in meinem Buch ›Körperintelligenz‹, dtv, München 2016

umaufnahme bei Menschen sein, die sich vegan ernähren. Allen, die diesen Mineralstoff nicht in ausreichender Menge mit der Nahrung aufnehmen, bleibt noch die Substitution mit Kalziumtabletten aus der Apotheke. (Aber Vorsicht: ein Zuviel schadet!)

- Wie steht es mit **Vitamin D**? Der Knochen benötigt dieses Vitamin, um Kalzium überhaupt aufnehmen zu können. Normalerweise produzieren wir Vitamin D mithilfe von Tageslicht und Sonnenschein selbst in unserer Haut. Allerdings kann es in der dunklen Jahreszeit und bei Leuten, die selten in die Sonne gehen, zu Defiziten kommen. Ihr Hausarzt wird das durch eine Blutuntersuchung feststellen und Ihnen eventuell entsprechende Tabletten verschreiben.

- **Rauchen ist megaschädlich,** auch für Ihre Knochen. Bekanntlich verengen sich durch Nikotin alle Arterien, sodass bei Rauchern auch die Blutversorgung der Knochenzellen leidet.

- Neben der **richtigen Ernährung** ist **regelmäßige Bewegung** die wichtigste Maßnahme für die Gesundheit Ihres Skeletts. Gerade wenn Sie älter und vielleicht ein wenig bequemer geworden sind, sollten Sie konsequent durch Sport, Muskeltraining oder zumindest regelmäßiges Spazierengehen oder Wandern Ihren Knochen den nötigen Impuls geben, den diese brauchen, um ihre Festigkeit zu erhalten. Manche Sportvereine oder Fitnessstudios bieten ein spezielles Anti-Osteoporose-Training an, das von Sportmedizinern entworfen wurde. Schwimmen ist in diesem Fall nicht so günstig. Es kräftigt zwar die Muskeln, aber der Druck auf das Skelett ist im Wasser eben sehr viel geringer als an Land.

- Müssen Sie für mehr als zwei Wochen das Bett hüten, sollten Sie dort wenigstens bestimmte Muskelübungen machen. Und wenn Sie eine Zeit lang Kortison einnehmen, ist es wichtig, dass Sie gleichzeitig Kalzium, Vitamin D und eventuell auch ein Medikament zur Verhinderung von Knochenabbau erhalten.

Noch Fragen?

Stimmt es, dass Frauen, die in den Wechseljahren Hormone, also Östrogene einnehmen, seltener an Osteoporose erkranken?
Das stimmt. Zumindest für die Jahre, in denen sie diese Hormone nehmen. Aber sie erkaufen sich die Knochengesundheit mit dem Risiko von Thrombosen und einer erhöhten Brustkrebsgefahr. Aus diesem Grund wird die Östrogen-Ersatztherapie als Mittel gegen Osteoporose nicht empfohlen.

Wenn festgestellt wurde, dass meine Knochendichte sehr niedrig ist, wenn ich also bereits Osteoporose habe, was dann?
Dann wird Ihr Orthopäde oder ein Endokrinologe, also ein Hormonspezialist, zuerst untersuchen, ob nicht eine Störung im Kalzium-Stoffwechsel schuld am Knochenabbau ist. Danach erhalten Sie ein Behandlungsschema, das Sie vor allem vor Knochenbrüchen schützen soll. Dazu gehören Medikamente wie *Bisphosphonate*, *Parathormon* oder bestimmte *Antikörper*, vor allem aber ein individuelles Ernährungs- und Bewegungsprogramm. Wichtig ist, dass Sie Stürze verhindern, sowohl durch Gleichgewichtsübungen als auch durch die Vermeidung von Arzneimitteln (Schlaftabletten!), die Ihre Muskel-Koordination beeinflussen könnten. Aus dem gleichen Grund sollten Sie auch nicht zu viel Alkohol trinken.

Gelenke brauchen Bewegung

Arthrose ist nicht nur eine Krankheit des älteren Menschen. Sie tritt überall da auf, wo Gelenke übermäßig oder falsch belastet wurden, also auch bei vielen Sportlern, bei Übergewichtigen und bei Patienten, die eine Fehlstellung der Wirbelsäule oder der Beine haben. Grund dafür ist die empfindliche Knorpelschicht, die die Knochenenden in den Gelenken umgibt und dort als Stoßdämpfer die Bewegungen abfedert. In einem gesunden Gelenk sind diese Knorpelstrukturen spiegelglatt und passen mit der sie umgebenden Haut bis auf Zehntelmillimeter genau ineinander, sodass Bewegungen gleichsam ohne Widerstände ausgeführt werden. Machen Sie doch einmal eine kleine Probe: Fassen Sie mit beiden Händen in Ihre Haare! Sie haben dabei bewegt: die Schultergelenke, die beiden Ellenbogengelenke, Handgelenke und sämtliche Handwurzel- und Fingergelenke. Und? Hat es irgendwo geknirscht? – Ich hoffe nicht.

Kräftige Muskeln schützen Ihre Gelenke!

Die Probleme mit der Arthrose beginnen, wenn diese elastischen Knorpel nicht mehr so leicht und reibungsfrei gleiten. Wenn sich, vielleicht auf Grund von Fehlbelastungen, kleine Zacken in der vorher so glatten Oberfläche gebildet haben oder wenn die Knorpelschicht an einer Stelle zerfasert, abgenutzt ist und womöglich der blanke Knochen hervorschaut. Winzige Knorpelsplitter lösen dann immer wieder Entzündungen aus, das Gelenk wird durch die austretende Flüssigkeit dick und schmerzt bei jeder Bewegung.

Leider können sich Knorpelzellen nicht erneuern, sodass eine einmal eingetretene Schädigung vom Körper nicht selbst repariert wird. Orthopäden und Zellbiologen haben jedoch inzwischen Methoden entwickelt, um eine Knorpelschicht auszubessern oder sogar wiederherzustellen. Sie entnehmen dazu Knorpelzellen des Patienten an Stellen, wo diese nicht belastet sind, vermehren sie millionenfach in Reagenzgläsern und transplantieren dann die gezüchteten Zellen an die defekten Stellen. Ein aufwendiges Verfahren, das bis jetzt hauptsächlich jüngeren Patienten vorbehalten ist. Für die meisten Menschen bleiben Knorpeldefekte und die daraus resultierende Zerstörung der Gelenke, vor allem der Hüft- und Kniegelenke, eine sehr schmerzhafte Angelegenheit, die sich im Lauf der Zeit zu einer echten Behinderung entwickelt und letztlich nur durch die Implantation von künstlichen Ersatzgelenken behandelt werden kann.

Wie kann ich eine Arthrose vermeiden?

Sie werden jetzt sicher wieder sagen: durch viel Bewegung!
Richtig. Zum einen durch Vermeidung von Übergewicht, zum anderen aber durch Sport und Bewegung. Tut mir leid, wenn Ihnen dieser ständige Hinweis auf den Nutzen körperlicher Aktivität vielleicht schon auf die Nerven geht. In diesem Fall aber kann ich Ihnen sogar genau schildern, was Bewegung für Ihre Gelenke bedeutet: Es geht wieder um die bereits erwähnte Knorpelschicht. Da sie keine Blutgefäße enthält, werden ihre Zellen nur durch die Gelenkflüssigkeit ernährt. Sie können sich diese Knorpelschicht wie einen Schwamm vorstellen. Bei Belastung wird er zusammengepresst, bei Entlastung dehnt er sich wieder aus und saugt dabei winzige Mengen der ihn ernährenden Flüssigkeit auf. So werden bereits bei einem

normalen Spaziergang mit vielleicht tausend Schritten die Knorpel Ihrer Kniegelenke tausendmal be- und entlastet und dadurch tausendmal mit Nährstoffen gefüttert. Das Gleiche gilt für die Hüftgelenke, die Sprunggelenke und die vielen kleinen Facettengelenke Ihrer Wirbelsäule. Denken Sie daran, wenn Sie im Sitzen arbeiten: Immer wieder einmal aufstehen und ein paar Schritte machen! Und wenn Sie lange stehen müssen: herumgehen oder zwischendurch hinsetzen!

Es gibt noch einen gewichtigen Grund, bis ins hohe Alter bewegungsfreudig zu bleiben: die Muskulatur. Unsere Gelenke werden zwar von einer festen Kapsel zusammengehalten, geschützt aber werden sie von den Muskeln und Bändern, die ihnen Halt und Sicherheit geben. (Sehen Sie sich Sportler, zum Beispiel Fußballspieler an, deren Gelenke massivsten Kräften ausgesetzt sind, beim Laufen, im Zweikampf und beim Toreschießen. Nur ihre extrem gut trainierten Muskeln verhindern, dass Knie, Hüften und Schultern in kürzester Zeit kaputtgehen.)

Verletzungen des Bewegungsapparats unbedingt gründlich ausheilen lassen!

Noch eine Warnung: Schäden, die durch kleinere oder größere Unfälle ausgelöst werden, beispielsweise eine Bänderdehnung oder ein Knochenbruch, sollte man sehr ernst nehmen und konsequent behandeln. Bleibt nämlich eine Fehlstellung zurück, kann man sicher sein, dass sich früher oder später arthrotische Veränderungen im Bewegungsapparat bilden.

Noch Fragen?

Was halten Sie von Mitteln zur »Knorpelernährung«?

In den internationalen Leitlinien werden nur zwei Medikamente einigermaßen positiv beurteilt: Zum einen Tabletten mit dem Wirkstoff *Glucosaminsulfat*, zum anderen *Hyaluron-*

säure, eine Substanz, die allerdings direkt in das Gelenk, zum Beispiel ins Kniegelenk (aber auf keinen Fall ins Hüftgelenk!), gespritzt werden muss. Beide Mittel sind nach wie vor umstritten und wirken, wenn überhaupt, nur bei geringgradiger Arthrose, das heißt, wenn noch genügend Knorpelmasse vorhanden ist. Zur Vorbeugung sind sie allerdings ungeeignet.

All die anderen Nahrungsergänzungsmittel, die in grotesker Vielfalt in Supermärkten und Apotheken angeboten werden, haben, sofern sie überhaupt wissenschaftlich einwandfrei getestet wurden, nichts gebracht.

Übrigens: Bei stärkeren Schmerzen, die immer dann auftreten, wenn das Gelenk durch Knochen- oder Knorpelabrieb entzündet ist, kann der Arzt diese Entzündung durch Kortison-Injektionen lindern, allerdings höchstens drei- bis viermal pro Jahr. Und man sollte bedenken, dass jede Spritze direkt in ein Gelenk das Risiko einer Infektion mit sich bringt.

Was kann ich meinem 9-jährigen Enkel raten, der jetzt davon träumt, Fußballer zu werden?

Sie haben mit Ihrer Frage ein ganz wichtiges Thema angesprochen. Die Grundausrüstung für lebenslang gesunde Gelenke und die beste Prävention gegen Arthrose erwirbt man sich in der Kindheit! Ausschließlich in dieser Zeit, nur solange der Mensch noch wächst, nimmt auch seine Knorpelmasse in den Gelenken an Dicke zu. Hat er die endgültige Größe erreicht, ist es auch mit dem Wachstum seiner Gelenk-Stoßdämpfer vorbei. Kinder und Jugendliche erreichen diese optimale Knorpelschicht aber nur, wenn sie sich intensiv körperlich betätigen. »Kinder, die sich nicht genug bewegen, haben bereits verloren«, warnt daher der Münchner Arthrose-Experte Dr. Heribert Konvalin. (Siehe auch Kapitel 3, Seite 47.)

Rückenschmerzen – eine unendliche Geschichte

Eine traurige Statistik erzählt uns, dass ungefähr 70 Prozent der Bevölkerung irgendwann unter mehr oder weniger starken Schmerzen irgendwo im Rücken leiden. Und dass diese Schmerzen, wenn man sie nicht vernünftig angeht, schnell chronisch werden. Die Medizin hat sich dabei keinen Lorbeer verdient. Immer noch wird in einem solchen Fall zu viel und zu schnell geröntgt, gespritzt und operiert, statt erst einmal festzustellen, wie es zu diesen Schmerzen kam, und zu versuchen, sie auf natürlichem Weg wieder zu vertreiben.

Schmerzen, die länger als einige Wochen anhalten, müssen abgeklärt und behandelt werden, sonst entsteht im Gehirn ein »Schmerzgedächtnis«, das den Menschen auch noch quält, wenn die eigentliche Ursache beseitigt ist

Wir wissen heute, dass es sich in 80 bis 90 von 100 Fällen um »funktionelle« Beschwerden handelt. Dass also keine anatomischen Schäden wie eine Verengung des Wirbelkanals oder ein Wirbelbruch die elenden Schmerzen verursachen, sondern dass der ganze Halteapparat der Wirbelsäule, die Muskeln und Bänder, aber auch die Stellung der Wirbelkörper zueinander in Schieflage geraten sind und jetzt an den Nerven zerren. Kein Wunder: Der Mensch verbringt heute den ganzen Tag mehr oder weniger im Sitzen. Eine Haltung, die für die Wirbelsäule denkbar ungünstig ist.

Gift für die Bandscheiben

Die Wirbelsäule besteht aus den knöchernen Wirbelkörpern (7 Hals-, 12 Brust- und 5 Lendenwirbel), die durch ihre Ausläufer komplizierte Gelenke mit den Nachbarwirbeln bilden (Facettengelenke). Durch die Wirbel hindurch, gleichsam in einer biegsamen Röhre, verlaufen die Nervenstränge des Rückenmarks. Zwischen den Wirbelkörpern befinden sich »Polster«, die Bandscheiben, die jede Bewegung abfedern, aber auch dafür sorgen, dass die Abstände der Wirbel zueinander eingehalten werden – eine wichtige Funktion, da zwischen den Wirbeln in jeder »Etage« Nerven aus dem Rückenmark austreten. Diese Zwischenwirbel-Polster werden nicht ausreichend ernährt, wenn sich der Mensch nicht bewegt. Ähnlich wie bei den Knorpelschichten der Gelenke wird nur durch eine ständige Be- und Entlastung nährstoffreiche Flüssigkeit in die Poren der Bindegewebskissen gepresst. Deshalb riskieren Leute, die den ganzen Tag lang sitzen, ohne wenigstens zwischendurch immer wieder aufzustehen und herumzugehen, die Gesundheit ihrer Bandscheiben: Sie vertrocknen, degenerieren und verursachen dadurch eine Schiefstellung der Wirbel, die wiederum Muskelverkürzungen des Halteapparats und die Einengung der Nerven nach sich zieht. Langes Sitzen ist also tatsächlich Gift für den Rücken, selbst wenn man einen rückenfreundlichen Stuhl benützt.

Noch ein paar Tipps:

- Gehen Sie aufrecht! Tragen Sie schwere Taschen immer eng vor dem Körper!
- Bei täglichen Verrichtungen möglichst nicht nach vorne bücken, sondern in die Knie gehen!
- Leute, die beruflich viel Auto fahren, brauchen rückenfreundliche Spezialsitze!
- Sorgen Sie dafür, dass Ihre Arbeitsflächen – Küchentisch, Bügelbrett, Werkbank – so hoch sind, dass Sie aufrecht daran stehen können!

Es gibt neben dem Bewegungsmangel noch eine zweite Ursache für chronische Rückenschmerzen: die kranke Seele. So wie Depressionen und ähnliche psychische Leiden auch eine Gefahr für das Herz und andere Organe bedeuten, so haben die berüchtigten Kreuzschmerzen oft mit zu viel Stress oder Ärger am Arbeitsplatz, mit **Seelische Konflikte äußern sich oft in Rückenschmerzen** mangelnder Wertschätzung durch einen unangenehmen Chef oder mit allgemeinen sozialen Problemen zu tun. Die Spannung in der Seele verursacht Spannung in der Rückenmuskulatur, das heißt, Muskeln verhärten sich, es kommt zu Fehlstellungen und dadurch zu Fehlbelastungen und Nervenreizungen.

Man sollte diese Zusammenhänge kennen und rechtzeitig Gegenmaßnahmen ergreifen, um nicht zum chronischen Schmerzpatienten zu werden.

Kleine Anleitung zum Arztbesuch bei Rückenleiden

1. **Seien Sie skeptisch.** Ein Arzt, der Sie beim ersten Besuch nicht ausführlich zum »wie« und »seit wann« Ihrer Schmerzen befragt, bei dem Sie sich nicht ausziehen müssen, damit er den Rücken anschauen, befühlen und in der Bewegung beurteilen kann, hat vielleicht das falsche Fachgebiet gewählt. Wenn er Sie obendrein erst einmal zum Röntgen oder womöglich gleich zum Computer-Tomogramm oder Kernspin schicken will, dann haben Sie sich den falschen Arzt ausgesucht. Ausgenommen sind selbstverständlich Situationen, in denen bereits Nervenausfälle – Taubheit in den Beinen, Lähmungen, Blasen- oder Darmprobleme – spürbar sind.

2. **Informieren Sie sich.** Ein Hexenschuss und selbst ein Bandscheibenvorfall, also das Herausspringen eines Teils der Bandscheibe aus ihrem Haltering und der dadurch entstandene Druck auf die Nerven des Rückenmarks, ein Ereignis, das in der Tat zunächst teuflische Schmerzen verursacht, brauchen in 80 bis 90 Prozent aller Fälle nicht operiert zu werden. Es genügt, die akute Situation mit einer ausreichenden Schmerztherapie zu überbrücken, weil der Körper sich im Allgemeinen selbst hilft und das defekte Bandscheibengewebe innerhalb von einigen Wochen abbaut. Eine Ausnahme sind auch hier: Nervenausfälle.

3. **Glauben Sie Bildern nicht.** Bilder können lügen. Oder Dinge zeigen, die mit Ihren akuten Beschwerden nichts zu tun haben. Kein Mensch, der die 40 überschritten hat, verfügt über eine völlig intakte Wirbelsäule. Überall werden im Röntgenbild oder im Kernspin Knochenzacken, Verkalkungen, kleine Bandscheiben-Vorwölbungen zu sehen sein, die

dort eigentlich nicht hingehören. Nur: Ob diese Unregelmäßigkeiten die Ursache Ihrer Schmerzen sind, ist keineswegs sicher. Ein guter Arzt vertraut zunächst viel eher seinen Händen und den klinischen Symptomen, die er feststellt.

4. **Legen Sie sich nicht gleich willig unters Messer.** Rückenoperationen haben in den letzten Jahren so massiv zugenommen, weil die meist erfolgreiche konservative Therapie (Schmerzbekämpfung, Physiotherapie, Psychotherapie, aktive Mitarbeit des Patienten, die sogenannte »multimodale Behandlung«) nur einen Bruchteil von dem einbringt, was ein Arzt mit einer Operation verdient. Ein weiterer Grund ist, dass viele Patienten zu ungeduldig sind und glauben, mit einer Operation sei ruckzuck alles wieder in Ordnung. Leider stimmt das nicht. Wie es heißt, sind 30 bis 40 Prozent der Eingriffe nicht auf Dauer erfolgreich und die Patienten nach einem Jahr wieder in Behandlung. Selbstverständlich gibt es auch eindeutige Indikationen für eine Operation. Aber eine solche muss gut begründet sein.

Operieren oder nicht? Bei Rückenproblemen kann das eine schwierige Entscheidung sein. Holen Sie eine zweite Meinung ein!

Rückengymnastik bringt mehr Spaß, wenn man sie in der Gruppe macht

Muskeltraining ist die beste Altersvorsorge!

Wie man starke Muskeln und feste Knochen bekommt

Es hilft alles nichts: Ohne ausreichende Bewegung können Sie nicht damit rechnen, dass Ihre Knochen, Gelenke und Muskeln gesund bleiben. Was bedauerlich wäre, denn nicht nur schmerzende Gelenke verderben Ihnen den Spaß am Älterwerden. Es ist vor allem die Abnahme der Muskelkraft, die, nach Überzeugung der Altersforschung, den Beginn der *Frailty*, der Gebrechlichkeit älterer Menschen, bedeutet. Wie wäre es deshalb, wenn Sie sich mit ein paar Freundinnen und Freunden zusammentun und ein richtiges Aktionsprogramm entwerfen? Ohne dass dies für alle Stress bedeutet. Zu empfehlen sind Walking, Schwimmen, Radfahren (in der Ebene), im Winter Skilanglauf und einmal in der Woche ein gemeinsamer Besuch eines guten Fitnessstudios mit etwas Krafttraining für den Muskelaufbau und Gleichgewichtsübungen. Sportvereine und viele Volkshochschulen bieten übrigens Kurse mit Rückengymnastik an.

Zweite Maßnahme: Überprüfen Sie Ihre Ernährung. Je älter Sie werden, desto sorgfältiger sollten Sie darauf achten, dass Sie Ihrem Körper die richtigen Nährstoffe zuführen. Also ausreichend Vitamine in Form von Obst und Gemüse, genügend hochwertiges Eiweiß (das brauchen gerade Ältere für ihre Muskeln) in Form von Käse, Fisch oder Fleisch (2 bis 3 Mal pro Woche) und genügend Kalzium (siehe dazu auch Seite 167). Dafür wenig Kaffee, Alkohol, Zucker und Süßgetränke, da diese Stoffe als Kalziumräuber gelten. Und bedenken Sie, dass Ihre Gelenke überfordert sind, wenn auf ihnen ständig starkes Übergewicht lastet.

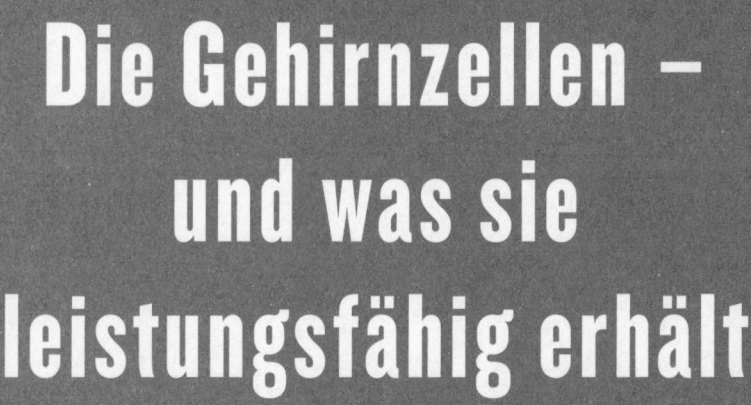

Die Gehirnzellen –
und was sie
leistungsfähig erhält

Eigentlich können wir uns noch immer keine richtige Vorstellung von der ungeheuren Leistung machen, die unser Gehirn vollbringt. Abläufe des täglichen Lebens – vom Wahrnehmen des Weckers am Morgen, Duschen, Frühstück machen, Rad- oder Autofahren, Treppensteigen, Denken, Sprechen … bis zum Licht ausmachen am Abend: Alles, absolut alles wird durch unser Gehirn gesteuert. Übrigens auch die unbewussten Körperfunktionen – das Atmen, der Herzschlag, der Schlaf, die Regulierung der Körpertemperatur und die vielen anderen Aufgaben des vegetativen Nervensystems. Und dann natürlich das Gedächtnis, diese riesigen Archive der Erinnerung, in denen unser Leben gespeichert ist und die unsere Persönlichkeit geformt haben, dazu die Sprachen, voran die Muttersprache, die Fähigkeit, Musik und Bilder zu erkennen – insgesamt eine gigantische, billionenfach vernetzte Datenbank, die uns blitzschnell Material für jeden Denkvorgang liefert. Im Mittelpunkt des Gehirns befindet sich auch das Zentrum der Gefühle, die wiederum Einfluss auf alle anderen Funktionen des Organs haben (eine wichtige Erkenntnis, die uns noch beschäftigen wird).

Alles in allem: ein unfassbares Wunderwerk!

Fit im Kopf

Es sind eigentlich gar nicht so viele Faktoren, die wir beachten müssen, um unser Gehirn in einem guten Zustand zu erhalten. Im Einzelnen:

- Intakte Blutgefäße
- Allgemeine körperliche Gesundheit
- Kein zu großer Stress
- Verzicht auf zu viel Alkohol
- Viel Sport und Bewegung, Tanzen!
- Lebenslanges Training der Hirnzellen
- Verhinderung von Schlaganfällen und Verletzungen

So schütze ich meine Blutgefäße

Das Gehirn hat einen außerordentlich großen Energiebedarf. Obwohl sein Gewicht nur ca. 2 Prozent der Körpermasse ausmacht, verbraucht es 20 Prozent aller vom Körper produzierten Energie. Es ist deshalb von größter Wichtigkeit, dass die Blutzufuhr und damit die Versorgung mit Sauerstoff und Nährstoffen optimal funktioniert. Die meisten Hirnleistungsstörungen, zum Beispiel Gedächtnisschwäche, beruhen auf einer Verengung der Arterien, wodurch die 100 Milliarden Hirnzellen nicht mehr ausreichend ernährt werden. Es handelt sich dabei um arteriosklerotische Ablagerungen, die das unendlich feine Geflecht der Tausenden von Hirnarterien so schädigen, dass mit der Zeit ganze Zellgruppen absterben. *Multi-Infarkt-Syndrom* nennen es die Ärzte

Es gibt viele Gründe für Gedächtnisschwäche, nicht nur die Alzheimer-Erkrankung

und weisen darauf hin, dass dies die Vorstufe zur *vaskulären* (gefäßbedingten) *Demenz* sein kann.

Es kommt also in erster Linie darauf an, diese Arterien gesund zu erhalten. Was man dafür tun kann, haben Sie vielleicht schon im Kapitel über das Herz gelesen. Hier noch einmal eine Übersicht:

- Blutdruck auf Normalwerte (möglichst unter 140/90) einstellen
- Cholesterin normalisieren (LDL-Cholesterin nicht höher als 150 mg%)
- Auch schon Vorstufen von Diabetes bekämpfen durch die Vermeidung von Übergewicht und durch körperliche Aktivität (siehe auch »Metabolisches Syndrom«, Seite 86)
- Nicht rauchen!
- Viel Sport und Bewegung
- Bei bereits bestehenden Gefäßveränderungen: In Absprache mit dem Arzt regelmäßige Kontrollen mittels Ultraschall und eventuell Medikamente, die die Durchblutung fördern (z. B. Aspirin®, ASS)

Viele Krankheiten schädigen auch das Gehirn

Ich erinnere mich an einen Fall aus meiner Praxis. Eine 57-jährige Frau klagte über extreme Vergesslichkeit, dazu über Müdigkeit und Antriebslosigkeit. Man sah ihr an, dass sie Angst hatte und dass für sie das Wort »Alzheimer« im Raum stand. Nach einer umfassenden internistischen Untersuchung wurde dann klar, dass sie an einer Schilddrüsen-Unterfunktion litt. Glücklicherweise kann man diese Krankheit sehr einfach und erfolgreich behandeln: Als wir die fehlenden Hormone durch

Tabletten ersetzten, waren sowohl die Müdigkeit als auch die Gedächtnisstörungen schon nach kurzer Zeit verschwunden.

Nicht nur Schilddrüsen-Fehlfunktionen, auch Leber- und Nierenerkrankungen können die Gehirntätigkeit verändern. In Zukunft werden Ärzte auch zunehmend an bestimmte Vitamin-Mangelzustände denken müssen, wenn Patienten über Gedächtnisschwäche oder Depressionen klagen. So haben beispielsweise die inzwischen immer häufiger durchgeführten operativen Magenverkleinerungen bei starkem Übergewicht oft zur Folge, dass Vitamin B 12 nicht mehr aus der Nahrung aufgenommen werden kann. Wird dieses Vitamin dann nicht regelmäßig substituiert, drohen unter anderem schwere Störungen der Hirnfunktionen.

Es gibt viele Gründe für das Nachlassen der Gedächtnisleistung. Oft kann man sie gut behandeln

Verletzungen, vor allem Gehirnerschütterungen, haben oft fatale Nachwirkungen. Das gilt auch für den Boxsport, bei dem es ja häufig zu Schädelprellungen und -erschütterungen kommt. Boxer haben daher ein erhöhtes Demenzrisiko im Alter!

Kopfschmerzen, Konzentrations- und Denkstörungen können auch bei scheinbar gesunden Menschen auftreten, die aber einem Dauerstress ausgesetzt sind und bei denen dadurch die Hormone Adrenalin und Kortison ständig zu hoch sind. Patienten mit einem sogenannten *Burn-out-Syndrom* berichten später, sie hätten das Gefühl gehabt, dass ihr Gehirn irgendwie »abgeschaltet« worden sei und dass sie deshalb nicht mehr denken konnten – eine Beobachtung, die übrigens durchaus richtig war. (Über Stress und wie man ihn bekämpft, erfahren Sie mehr auf Seite 215.)

Es ist also wichtig, bei neu aufgetretenen Hirnleistungsstörungen den ganzen Körper zu untersuchen und auch die psychische und soziale Befindlichkeit des Patienten zu beachten.

Alkohol: unser Lieblingsgift

Geringe Mengen an Alkohol, vor allem Wein, sind für Erwachsene wahrscheinlich unbedenklich oder fördern eventuell sogar die Durchblutung. Ob das wirklich so ist und welche Menge dabei gemeint ist, weiß man allerdings nicht genau, die Statistiken widersprechen sich. Aber diese Theorie wird – wen wundert's? – gerne geglaubt.

Ich brauche Ihnen nicht zu schildern, was zu viel Alkohol mit dem Gehirn macht. Vom schwankenden Gang, der stockenden Sprache, dem Verlust von Zeit- und Orientierungssinn bis zur Bewusstlosigkeit – all das sind Stadien einer Vergiftung, die oft erst nach 12 oder 24 Stunden ganz abklingt, nämlich wenn es der Leber gelungen ist, das Rauschmittel abzubauen. Dass das Gehirn dann wieder normal zu funktionieren scheint, darf nicht darüber hinwegtäuschen, dass während solcher Rauschzustände Millionen von Gehirnzellen zugrunde gehen! Zwar hat das Gehirn große Reserven an Zellen, es kann unter Umständen auch neue bilden, aber bei massivem Missbrauch ist keine ausreichende Regeneration mehr möglich. Deshalb sind chronisch Alkoholabhängige grundsätzlich gefährdet, ein sogenanntes *Wernicke-Korsakow-Syndrom* zu entwickeln, einen lebensgefährlichen Zustand, bei dem die Gehirnfunktionen dramatisch gestört sind und das Gedächtnis völlig ausfällt und zwar irreversibel, also auf Dauer. (Keine Sorge: Wir »Normaltrinker«, die vielleicht zwei Glas Wein oder ein Bier zum Abendessen genießen, sind damit selbstverständlich nicht gemeint. Dennoch sollte man von Zeit zu Zeit den eigenen Alkoholkonsum kritisch hinterfragen.)

Für Frauen gelten pro Tag 12 Gramm Alkohol (das entspricht einem Glas Wein oder einem kleinen Bier) als unbedenklich, Männer dürfen das Doppelte trinken

Ihr Gehirn liebt Tanz und Sport

Schon ein normaler Spaziergang bewirkt, dass unser Gehirn vermehrt Botenstoffe wie *Serotonin* oder *Dopamin* bildet. Diese sogenannten Transmitter sind wichtig für die Kommunikation der Hirnzellen untereinander und damit für die Fähigkeit eines Menschen, zu denken und sich zu erinnern. Mit regelmäßiger körperlicher Aktivität erhöhen Sie also Ihre Gedächtnisleistung. Dazu kommt der positive Effekt der stärkeren Durchblutung des ganzen Körpers und eben auch des Gehirns; gleichzeitig werden noch Blutdruck, Cholesterin- und Zuckerwerte günstig beeinflusst. Interessanterweise konnte man in einer großen Studie nachweisen, dass sich besonders durch Tanzen, vor allem durch Gesellschafts- und Formationstanz, der bestimmte Schrittfolgen vorgibt, die Hirnleistung steigert. Dafür gibt es auch eine Erklärung: Zum einen bewegt sich der Tänzer intensiv – das ist schon einmal gut für die Durchblutung. Und er trainiert gleichzeitig Geist und Verstand, um keine Fehler zu machen. Das Ganze wird verstärkt durch die positiven Empfindungen, die vor allem die Musik, die Nähe eines Partners sowie die allgemeine gute Stimmung in ihm auslösen. Positive Gefühle steigern nämlich jede Art von Hirntätigkeit.

Wenn das Gehirn älter wird

Zunächst die gute Nachricht: Es gibt keine automatische Abnahme der Hirnleistung allein durchs Altern! Und: Auch im höheren und hohen Alter kann man Dinge lernen und so fest im Langzeitgedächtnis speichern, dass sie jederzeit abrufbereit sind. Aber selbstverständlich entstehen mit der Zeit doch gewisse Veränderungen, die das Lernen und Denken beeinflussen.

- **Das Tempo nimmt ab.** In der Jugend hat man eine Seite im Geschichtsbuch zweimal durchgelesen, dann war der Inhalt gespeichert. Zumindest bis zur nächsten Schularbeit. Heute würde das deutlich länger dauern, und wir müssen uns für eine Sache schon wirklich interessieren, wenn wir sie uns merken wollen.
- **Manche Namen oder Episoden sind in die hinterste Schublade des Gedächtnisses geraten.** Zumindest hat es diesen Anschein, wenn wir halb wütend, halb verzweifelt das »Es-liegt-mir-auf-der-Zunge«-Phänomen beklagen, weil uns ein bestimmter Buchtitel oder der Name eines bekannten Schauspielers nicht um alles in der Welt einfällt. Warum er dann plötzlich nach Minuten oder Stunden wieder aus der Schublade auftaucht – *Hallo, hier bin ich! Ist was?* –, ohne dass wir noch bewusst an ihn gedacht hätten, kann man leider nicht erklären.
- **Die Aufmerksamkeit lässt nach** und Multitasking, also Verschiedenes gleichzeitig auszuführen, zu kontrollieren oder zu bedenken, wird zum Problem. Abhilfe könnten Konzentrationsübungen schaffen und das konsequente »Bei-der-Sache-Bleiben«, ohne ständig nebenbei aufs Smartphone zu schauen oder im Hintergrund den Fernseher laufen zu lassen.
- **Flüchtige Ideen verflüchtigen sich tatsächlich,** wenn man sie nicht gleich festhält. »Denk daran, beim Italiener unbedingt noch für morgen den Tisch zu bestellen.« »Mach ich,

Warum ich meine Hirnzellen lebenslang trainieren muss

Wir wissen, wie unendlich kompliziert unser Gehirn arbeitet, und dass Denken, Erinnern und auch die körperlichen Funktionen nur durch die zigmillionenfache Verbindung der Zellen untereinander möglich sind. Diese Verbindungen, über die eine Gehirnzelle mit einem ihrer bäumchenartigen Verbindungsfühler den der nächsten Zelle berührt und so Nachrichten mithilfe elektrischer und molekularer Signale in Blitzgeschwindigkeit weiterleitet, nennt man *Synapsen*. Wenn man etwas lernt, egal was, dann bilden sich innerhalb von kürzester Zeit Millionen solcher neuer Verbindungsstellen, an denen die Zellen sozusagen miteinander sprechen und das neu Gelernte speichern.

Das Gehirn ist nie fertig. Es verändert sich von Tag zu Tag, und wir müssen auch im Alter daran weiterbauen

Andererseits: Wenn solche Verbindungswege länger nicht benützt werden, werden diese Kontaktstellen wieder abgebaut. »Use it or lose it« – »Benutze es oder du verlierst es« – ist die Formel, die uns dazu auffordert, das Gedächtnis ständig zu trainieren. Wie macht man das?

Gedächtniskünstler benützen Techniken, mit deren Hilfe sie sich aberwitzig viele Zahlen oder auch sonstige Informationen merken. Sie assoziieren zum Beispiel jede Zahl von 0 bis

99 mit einem Wort, das sie dann auch als Bild speichern. So verbinden sie etwa die Zahlen 40 bis 49 mit Begriffen, die mit einem »R« beginnen. 49 ist dann »Raupe« – Raupe kann man sich vorstellen. Nehmen wir die Zahl 494043: Die Raupe kriecht dann über eine Rose (die 40) und eine Rumflasche (Rum = 43).

Ehrlich gesagt ist mir nicht so ganz klar, warum solche merk-würdigen Bilder leichter zu speichern sind als die Zahlen selbst. Aber offensichtlich freut sich das Gehirn über diese und andere Arten von absurden Verknüpfungen, und sicher ist, dass Gedächtnis-Weltmeister alle mit diesen Hilfsmitteln arbeiten.[*] Vielleicht haben Sie ja Spaß an solchen Trainingsmethoden. Ich möchte Ihnen aber zunächst zu anderen raten:

- **Kopfrechnen.** Ich fürchte, dass uns allen die Fähigkeit zum Rechnen zunehmend abhanden kommt, weil ja alle ihre kleinen Rechenmaschinen benützen. Günstig ist, dass Sie überall trainieren können, in der Straßenbahn, in der Badewanne, auf einem Spaziergang. Beginnen Sie mit leichten Additionen, zum Beispiel 45 plus 58, die Sie dann auf drei- und vierstellige Zahlen erweitern. Als Nächstes kommen Multiplikationen dran und so fort.
- **Tagebuch schreiben.** Auch wenn Sie am Abend nur Stichworte notieren, nützt das Ihrem Gedächtnis, weil Sie sich nicht nur beim Schreiben, sondern beim späteren Durchlesen Ihrer Aufzeichnungen Erlebnisse oder Gedanken noch einmal einprägen. Es hilft Ihnen auch dabei, sich die Namen von neuen Bekanntschaften zu merken. Am selben Tag wis-

---

[*] Beispiel aus: Christiane Stenger: Warum fällt das Schaf vom Baum? Campus Verlag, Frankfurt/Main 2004

sen Sie nämlich noch, wie die heißen und was sie interessant macht. Sogar deren Äußeres können Sie kurz beschreiben (»graue Haare, groß, kommt aus Pfullingen!, kennt auch Gabi und Michael, lustiges grünes Kleid …« usw.).

Kreuzworträtsel zu lösen macht vielleicht Spaß – genügt aber nicht, um das Gehirn wirklich zu trainieren

• Das wichtigste Training: **Lebenslang lernen**

Haben Sie dazu Fragen?

Was heißt »lernen«? Was soll ich denn lernen?

Es kommt darauf an, dass Sie etwas Neues lernen, möglichst etwas, das Sie wirklich interessiert. Sie müssen ja nicht gleich mit einer fremden Sprache anfangen, wenn Ihnen das zu schwierig erscheint oder wenn die Volkshochschule zu weit weg ist. Lernen Sie in einem Kurs, professioneller mit Ihrem Computer umzugehen. Wenn Sie musikalisch sind: Lernen Sie ein Instrument zu spielen. Oder, etwas ganz anderes: Viele Flüchtlinge, die zu uns kommen, stammen aus Afghanistan oder Syrien oder aus der Türkei. Was sind das für Länder, was haben sie für eine Vergangenheit? Oder Sie vertiefen sich in die fantastische Geschichte des antiken Griechenlands. Es gibt zu all den Themen hochinteressante Bücher. Lernen heißt übrigens: sich das Gelesene, Gehörte so einzuprägen, dass man es anderen erzählen kann.

Scheint mir mühsam zu sein.

Na gut. Wie wäre es, wenn Sie sich für den Anfang mal Telefonnummern merken würden, vielleicht die Ihrer Kinder und Freunde? Die Festnetznummern wissen Sie ja sicher, aber wie steht es mit den Handynummern?

Das halte ich für Quatsch. Die hab' ich doch alle auf meinem Smartphone gespeichert, da brauche ich nur draufzuklicken …

Nehmen Sie keine Schlaftabletten! Sie sind schädlich für Ihr Gedächtnis

Haben Sie mal versucht, sich vor einer Reise mithilfe der Straßenkarte genau die Route einzuprägen, wo und in welche Richtung Sie abbiegen müssen, wie die nächsten Orte heißen und so weiter?

Dafür gibt es doch das Navi!

Dann haben Sie ein schlaues Handy und ein schlaues Navi, aber Sie selbst werden leider dumm und dümmer …

Sie haben ja Recht. Ich kann mir kaum mehr merken, was ich einkaufen wollte, wenn ich im Supermarkt bin. Und wenn ich in den Keller gehe, um etwas zu holen, dann stehe ich minutenlang da unten und weiß nicht mehr, warum.

Nächster Vorschlag: Gedichte auswendig lernen. Ich habe einen Freund, ein bekannter Hirnforscher, der sich seit seinem 50. Lebensjahr Gedichte berühmter Autoren – Hölderlin, Schiller, Ovid usw. – einprägt.

Das kann ich ja mal probieren. Ein paar Anfangszeilen weiß ich noch aus der Schulzeit: »Wer wagt es, Rittersmann oder Knapp …

… zu tauchen in diesen Schlund?« Schillers »Taucher« ist, wenn ich mich recht erinnere, ein besonders langes Gedicht. Aber nur Mut! Und nicht vergessen: Man kann das Gehirn bis ins hohe Alter trainieren!

Alzheimer vorbeugen: Ist das möglich?

Keine Frage – wir, und erst recht unsere Kinder und Enkel, werden wohl ein höheres Lebensalter erreichen als noch unsere Eltern. Von zehn bis fünfzehn Jahren zusätzlich sprechen die Altersforscher. Eigentlich müssten wir uns dazu gratulieren und das längere Leben vorbehaltlos genießen.

In der Realität wird das Alt- und Älterwerden dagegen immer noch als eine Art Makel angesehen, eine schwere Bürde, die nicht nur dem Einzelnen, sondern der ganzen Gesellschaft auferlegt ist. Nicht die Fähigkeiten älterer Menschen werden gefördert, obwohl man auf sie als wertvolle Mitarbeiter, Berater und ehrenamtliche Helfer gar nicht verzichten kann. Gefördert werden ihre Ängste. Ängste vor Unselbstständigkeit, vor Ausgrenzung, vor Armut, vor Einsamkeit, vor Krankheiten. Vor allem aber vor Demenz, besonders vor der Alzheimer-Krankheit.

Immerhin mussten die Gesundheitsbehörden, die vor einigen Jahren einen rasanten Anstieg der Krankheitszahlen vorhersagten, inzwischen etwas zurückrudern: Nicht nur die relative Zahl der Menschen, die betroffen sind, scheint zurückzugehen. Es besteht auch die reale Aussicht, endlich Therapien gegen die Krankheit zu entwickeln (Immuntherapien, Impfungen), zumindest solange sie sich noch im Anfangsstadium befindet.[*] So weit sind wir aber noch nicht. Noch überwiegen die Schreckensvorstellungen, die fast jeder mit dem Wort »Alzheimer« verbindet.

Es ist klar, dass unsere höhere Lebenserwartung tatsächlich

---

[*] New England Journal of Medicine, Vol. 370/4, Jan. 23, 2014, S. 377–78

eine größere Wahrscheinlichkeit mit sich bringt, den möglichen Ausbruch der Krankheit noch zu erleben. Allerdings: Wir wissen immer noch nicht genau, was die Alzheimer-Krankheit wirklich ist. Die zahlreichen Eiweißplaques im Gehirn, Ablagerungen von *ß-Amyloid*, die man lange als Ursache der Demenz ansah, findet man manchmal auch bei Menschen, die bis ins hohe Alter völlig klar denken konnten. Das Gleiche gilt für die Bündel der sogenannten *Tau-Fibrillen*, ebenfalls Eiweißmoleküle, die sich in den Zellen von Kranken finden. Deshalb ist die Alzheimer-Demenz eine Ausschluss-Diagnose. Das bedeutet: Erst wenn alle anderen möglichen Gründe für das kontinuierliche Nachlassen der geistigen Fähigkeiten untersucht und ausgeschlossen wurden – Schilddrüsen-Unterfunktion, Depression, vaskuläre Demenz, Alkoholkrankheit, Schlaganfall etc. –, kann man mit einiger Sicherheit annehmen, dass es sich um die Alzheimer-Krankheit handelt.

Kann ich erkennen, ob ich gefährdet bin?

Eine sehr schwierige Frage. Es gibt nur bei der – allerdings sehr seltenen – familiären Variante der Alzheimer-Krankheit bestimmte Veränderungen (Mutationen) einiger Gene. Diese Form verursacht fast immer schon in relativ jungen Jahren die entsprechenden Symptome. Sonst gibt es keine genetischen Hinweise auf eine Gefährdung. Zumindest keine sicheren.

Frühe diagnostische Verfahren sind Untersuchungen des Liquors, also des Nervenwassers, in dem typische Veränderungen gefunden werden können. Außerdem erklären die Neuroradiologen, dass man auch mit einer Kernspin- oder PET (Positronen-Emissions-Tomografie)-Aufnahme des Ge-

hirns frühe Veränderungen bestimmter Hirn-
regionen erkennen könne. Auch gibt es psychologische Tests, die ein beginnendes kognitives
Defizit angeblich relativ früh aufzeigen. Aber

Wir wissen immer noch zu wenig über die Ursachen von Alzheimer

die Aussagen all dieser Befunde sind mit großer Vorsicht zu
interpretieren. Frühzeitige diagnostische Maßnahmen würden
nur Sinn machen, wenn man die Möglichkeit hätte, sozusagen
»rechtzeitig« zu behandeln. Ein fraglicher Befund aber stürzt
Betroffene höchstens in Verzweiflung.

Hier sind Ihre Chancen

Die Neurowissenschaft hat inzwischen ziemlich klare Aussagen über die Möglichkeiten gemacht, wie man sich eventuell
vor der Krankheit schützen bzw. das Auftreten von Symptomen zumindest zeitlich hinausschieben kann.

- Das Wichtigste ist geistige Aktivität – und zwar möglichst
  von Jugend an. Man vermutet, dass dadurch eine viel größere Zahl von Hirnzellen programmiert wird, die dann eine
  »kognitive Reserve« bilden und später kranke Zellen ersetzen können. Auch im höheren Alter kann und soll man, wie
  bereits erwähnt, Gehirnzellen aktivieren.
- Körperliche Aktivität ist – wieder einmal – eine weitere
  wichtige Maßnahme. Man weiß inzwischen, dass Bewegung
  alle Stoffwechselvorgänge, also auch die Bildung von Trans-
  mitterstoffen im Gehirn anregt. So entstehen mehr Endor-
  phine und Cannabinoide – die »Glückshormone« –, daneben Serotonin und vor allem auch Dopamin, das an den
  Synapsen gebraucht wird (siehe auch Seite 189).

- **Die Senkung eines hohen Cholesterinspiegels** hat in einigen Studien die Alzheimer-Symptome gebessert. Weil Cholesterin eine Rolle bei der Synthese von Amyloid spielt, vermutet man da einen Zusammenhang.
- **Vorsicht vor Verletzungen!** Radfahren nur mit Helm! Und keine Sportarten, bei denen die Gefahr eines Schädel-Hirn-Traumas besteht (zum Beispiel Boxen).
- **Soziale Kontakte** sind neben gesunder Ernährung, Verzicht auf Nikotin und der Normalisierung des Blutdrucks vor allem bei älteren Menschen von großer Bedeutung für ihre geistige Gesundheit. Ein Mensch, der nicht täglich mit anderen kommuniziert, der nicht eingebunden ist in eine Gemeinschaft, sei es Familie, Freundeskreis oder eine religiöse oder säkulare Gemeinde, gerät auch ohne Alzheimer-Krankheit in einen Zustand der Einsamkeit, der sich spürbar negativ auf seinen Verstand auswirken kann.

Bericht aus einem Kloster

Eine erste Bestätigung für die Vermutung, dass geistig aktive Menschen weniger von Alzheimer bedroht sind, ergab eine Langzeitstudie in einem größeren Frauenkloster. Ein Teil der Klosterschwestern führte ein beschauliches Leben, ausgefüllt mit Beten und leichten Arbeiten im Garten. Andere waren für die Klosterschule zuständig, mussten sich jedes Jahr für verschiedene Unterrichtsfächer vorbereiten und sich mit den Schülern auseinandersetzen. Obwohl die Lebensbedingungen in allen anderen Dingen für beide Gruppen die Gleichen waren, erkrankten einige Klosterfrauen, die »nur« ein beschauliches Leben geführt hatten, um mehrere Jahre früher an Demenz als ihre geistig aktiveren Schwestern.

Aber selbstverständlich ist dies nur *ein* älterer Bericht, und natürlich gibt es auch Menschen, die sich ihr Leben lang intellektuell betätigt haben und dennoch erkrankten.

Das grausame Klingeln im Ohr

Unsere Welt droht im Lärm zu ersticken – Autos, Flugzeuge, Rasenmäher, Popkonzerte, Discos, der ständig laufende Fernseher: alles gefährlich für unser sensibles Hörorgan. Vor allem Jugendliche riskieren bleibende Schäden an den Sinneszellen im Innenohr, wenn sie sich mittels Kopfhörer im wahrsten Sinne zudröhnen. Die Schädigung dieser Zellen bedeutet nicht nur frühe Schwerhörigkeit, sondern oft auch das Einsetzen von *Tinnitus*, einem ständigen Ohrgeräusch – etwa Pfeifen, Klingeln, Zischen, Brausen –, das sehr schwer zu beeinflussen ist und manche Menschen fast zum Wahnsinn treibt. Man kennt inzwischen immerhin den Mechanismus, der dahintersteckt: Nach dem Absterben der betroffenen Sinneszellen des Innenohrs werden bestimmte Töne nicht mehr an das Hörzentrum im Gehirn geleitet. Da, wo dieser akustische Impuls ausbleibt, verändern sich die Gehirnzellen und versuchen jetzt ihrerseits, die fehlenden Impulse zu kompensieren, indem sie selbst Töne erzeugen.

Bei rascher Behandlung, manchmal auch spontan, hört das Geräusch wieder auf. Ist der Tinnitus einmal chronisch geworden, dann helfen oft psychologische Verfahren, durch die man das Dröhnen oder Rauschen nicht mehr so stark wahrnimmt.

So schützen Sie sich vor Hörschaden und Tinnitus:

- Versuchen Sie alles, damit Sie wenigstens nachts keinem Lärm ausgesetzt sind. Nehmen Sie lieber weitere Wege zur Arbeit auf sich, wenn Sie dafür in einer einigermaßen lärmarmen Umgebung leben können.
- Vermeiden Sie vor allem Knall-Verletzungen (Sylvester-Knallerei!), halten Sie Abstand von Lautsprechern und Feuerwerksbatterien!
- Sprechen Sie auch mit Ihren Kindern und Enkeln über die Folgen, die lautes Aufdrehen eines Kopfhörers haben kann. Und raten Sie ihnen, beim Besuch von Techno-Partys, in Discos und Rockkonzerten unbedingt Ohropax oder andere schützende Stöpsel in die Ohren zu stopfen.
- Setzen Sie sich als Tinnitus-Patient nach Möglichkeit keinem Stress aus, weil die Ohrgeräusche dadurch schlimmer werden können.

Wie man Schlaganfälle verhindert

Einen Schlaganfall oder Hirnschlag – *Apoplex* sagen die Mediziner – zu erleiden, bedeutet für den Betroffenen fast immer eine Katastrophe. Schlaganfall heißt, dass ein Abschnitt des Gehirns nicht mehr genügend Blut erhält. Dadurch stirbt ein Teil des Hirngewebes ab und mit ihm, je nach Ort des Ausfalls, die Fähigkeit, einen Arm oder ein Bein zu bewegen, zu sprechen, zu erkennen, zu verstehen. Selbst wenn es sich zunächst nur um eine leichtere Durchblutungsstörung handelt, deren Symptome sich vielleicht wieder weitgehend zurückbilden, oder wenn durch rasche ärztliche Hilfe das Schlimmste verhindert wird, bleiben oft Schäden zurück. In vielen Fällen aber entsteht eine Situation, die das Leben des Betroffenen für immer verändern wird – wenn er überlebt.

Ein Schlaganfall kann unterschiedliche Ursachen haben:

- **Die Hirnblutung,** bei der eine Ader im Gehirn reißt und große Blutmengen einen Teil des Organs überfluten, sodass die Hirnzellen komprimiert werden und teilweise ohne Sauerstoff sind. Es kann sich dabei um ein geplatztes *Aneurysma* – eine Aussackung bzw. Fehlbildung einer Hirnarterie – handeln. Viel häufiger ist die Blutung aber eine Folge von zu hohem Blutdruck.
- **Ein verschlossenes Blutgefäß,** das heißt, eine Arterie, die so stark verengt oder verstopft ist, dass es keine Blutzufuhr zu dem betreffenden Hirnabschnitt mehr gibt. Je größer die Arterie, je größer also ihr Versorgungsgebiet, desto gravierender ist auch der Schaden, der entsteht. Dies ist die mit Abstand häufigste Ursache – allerdings auch diejenige, bei

der man durch schnellste Behandlung noch Gehirnsubstanz retten kann (siehe weiter unten).

- **Ein Gerinnsel,** das sich aus dem Herz gelöst hat und mit dem Blutstrom ins Gehirn geschwemmt wurde. Grund ist eine Rhythmusstörung des Herzens, das sogenannte Vorhofflimmern, bei dem sich die Vorkammern nicht mehr richtig zusammenziehen und entleeren, sodass sich Gerinnsel bilden können.

Es gibt fast keinen Schlaganfall, der sich nicht auf die eine oder andere Weise ankündigt. Es ist deshalb außerordentlich wichtig, die Symptome zu erkennen und sofort zu handeln.

Warnsignale

- Sprachstörungen
- Vorübergehende Lähmungen
- Sehstörungen, Hörstörungen
- Plötzlicher Schwindel
- Sehr hoher Blutdruck
- Plötzliche Gedächtnisausfälle
- Schwäche in einem Arm oder Bein
- Ungewohnter starker Kopfschmerz

Alle Warnzeichen treten manchmal nur ganz kurz auf, als sogenannte TIA *(transitorische ischämische Attacke)*, verschwinden dann oft wieder, wobei der Eindruck beim Patienten oder bei Angehörigen entstehen kann: *Es war ja nichts.* Oder: *Jetzt warten wir erst mal ab.* Das könnte allerdings fatale Folgen haben.

Bei Auftreten eines dieser Warnzeichen müssen bei Ihnen die Alarmglocken schrillen! Der Betroffene muss sofort in die Klinik gebracht werden, am besten in eine STROKE UNIT, also eine Abteilung, die sich auf die Behandlung von Schlaganfällen spezialisiert hat. Am dringendsten gilt das selbstverständlich, wenn es sich nicht nur um Vorzeichen handelt, sondern wenn bereits ein derartiges Ereignis mit deutlichen Ausfällen eingetreten ist. Nach der ersten wichtigen Diagnose – Blutung oder Gefäßverschluss? – haben Spezialisten oft die Möglichkeit, ein verschlossenes Blutgefäß wieder zu öffnen. Sie versuchen entweder, das Gerinnsel, das die Arterie verschließt, durch Medikamente aufzulösen oder sie entfernen das Hindernis mithilfe winziger Sonden, die sie an die verschlossene Stelle führen. Beide Methoden können aber nur in den ersten drei bis vier Stunden nach Beginn der Symptome durchgeführt werden. Danach ist es zu spät.

Die Gefahr rechtzeitig erkennen

Wenn Sie sich fragen *Bin ich gefährdet?*, dann gibt es einige Anhaltspunkte, die Ihnen helfen können.

- Die stärkste Gefahr geht von zu hohem Blutdruck aus. Wenn Sie also Hochdruck-Patient sind, dann sorgen Sie unbedingt dafür, dass er gut eingestellt, also nicht höher als 140/90 ist. Es gibt so viele gute blutdrucksenkende Mittel, dass Sie zusammen mit Ihrem Arzt die Medikamente auswählen können, die, allein oder in Kombination, den Druck normalisieren, ohne stärkere Nebenwirkungen zu verursachen.

Ein eigenes Blutdruckmessgerät ist eine sinnvolle Anschaffung

- Sollten Sie älter sein, womöglich rauchen, sich zu wenig bewegen und weitere Risiken für die Entstehung von **Arteriosklerose** aufweisen, dann brauchen Sie einen Facharzt, der regelmäßig mit Ultraschall Ihre Gefäße kontrolliert, vor allem die Halsarterien, die das Gehirn versorgen. Er kann sehr gut erkennen, ob der Blutdurchfluss behindert ist, und Sie rechtzeitig zu einem Gefäßchirurgen überweisen, der Ihre Adern von Ablagerungen befreit und damit die Leitungen wieder durchgängig macht.

- Patienten, die unter **Herz-Vorhofflimmern** leiden, müssen – müssen! – zur Verhinderung eines Schlaganfalls Medikamente einnehmen, die die Bildung von Blutgerinnseln verhindern, sogenannte *Gerinnungshemmer*. Früher gab es dafür nur *Marcumar*, das den Nachteil hat, dass seine Dosierung schwierig ist und ständig überprüft werden muss. Heute hat man daneben noch eine Reihe von Medikamenten, bei denen dieses Problem nicht besteht, die also mit einer regelmäßigen Dosis eingenommen werden können. Ihre Wirkstoffe haben so schöne Namen wie *Dabigatran*, *Rivaroxaban*, *Apixaban* oder *Edoxaban*. Wie bei allen Gerinnungshemmern besteht aber auch bei ihnen eine gewisse Blutungsgefahr; das heißt, die Blutstillung nach Verletzungen, Zahnziehen etc. kann dadurch schwierig sein. Unter gewissen Umständen, die Ihr Kardiologe bestimmt, genügt auch die Einnahme von einem Mittel wie *Aspirin*® bzw. *ASS*, das lediglich die Zusammenballung von Blutplättchen verhindert.

12

Die Seele streicheln

Anna S., 57, ist Lehrerin an einer Mittelschule. Sie hatte neulich einen heftigen Streit mit dem Vater eines ihrer Schüler. Er warf ihr Ungerechtigkeit vor, schrie sie an, stieß Drohungen aus und versuchte sogar, sie körperlich anzugreifen. Zwei Kollegen kamen ihr zu Hilfe und bemühten sich, den aufgebrachten Mann zu beruhigen.

Danach fühlte sie sich sehr schlecht, bekam kaum Luft und spürte Schmerzen in der Brust. Im Lehrerzimmer legte sie sich eine halbe Stunde aufs Sofa, danach ging es ihr etwas besser, aber die Luftnot und die Schmerzen hielten an. Als sie nach Hause kam, erschrak ihr Mann über ihr Aussehen. Dann stellte er fest, dass sie einen viel zu niedrigen Blutdruck hatte. Er rief den Notarzt, und der wies sie sofort in die Klinik ein, Verdachts-Diagnose: Herzinfarkt. Im Herzkatheter-Labor stellten die Ärzte zunächst fest, dass es kein Infarkt sein konnte – die Herzkranzgefäße sahen im Röntgenbild völlig normal aus. Dann aber bemerkten sie, dass sich ihre linke Herzkammer merkwürdig verformt hatte: sie glich einem kleinen Ballon und, das war das Bedrohliche, der Herzmuskel bewegte sich kaum und pumpte nur noch minimal.

Es ist erst wenige Jahre her, dass Ärzte dieses Phänomen des schockstarren Herzens als Folge einer heftigen seelischen Erregung erkannt haben. Sie gaben ihm den Namen *Broken Heart Syndrome*, deutsch: Syndrom des gebrochenen Herzens. Eine andere Bezeichnung, *Tako-Tsubo-Kardiomyopathie*, beschreibt die ballonartige Verformung der Herzkammer: Tako Tsubo ist die japanische Bezeichnung für Tintenfischfalle, ein rundes Gefäß mit kleiner Öffnung. Ursache für diese keinesfalls harmlose Situation sind die extremen Mengen von Stresshormonen, also Adrenalin und Kortison, die bei einem derartigen Erregungs- oder Angstzustand vom Körper produziert werden. Sie bewirken, dass sich die winzigen Arterien innerhalb des Herzmuskels verengen, während das Herz gleichzeitig wie mit einer Peitsche angetrieben wird. (Anna S. war, wie die meisten Menschen, die einen solchen Zustand überleben, nach ein paar Wochen wieder gesund.)[*]

Die Seele rächt sich

Dass unsere Seele die Funktionen des ganzen Körpers massiv beeinflusst, sowohl im positiven wie im negativen Sinn, hat uns die Wissenschaft der Psychosomatik millionenfach bewiesen. Wir erleben es ohnehin fast täglich: Wer vor einer Prüfung starke Bauchschmerzen bekommt, wer in einer Stresssituation zu Panikattacken mit Herzrasen neigt, wer auf seelischen Kummer mit Schlafstörungen, Kopfschmerzen und Appetitlosigkeit reagiert, der spürt sozusagen am eigenen Leib die enge Beziehung zwischen Psyche und körperlichem Befinden. Auch in größeren Zusammenhängen sind wir unseren Emotionen und dem, was sie im Körper auslösen, manchmal hilflos ausgeliefert.

- **Gewalterfahrung als Kind,** vor allem die Erfahrung sexuellen Missbrauchs, kann noch fünfzehn oder zwanzig Jahre später Depressionen, aber auch Angst- und Schwindelattacken auslösen.

---

[*] Siehe auch: Dr. Marianne Koch: Das Herz-Buch, S. 98 ff.

- Menschen, die dazu neigen, Gefühle zu unterdrücken oder zu verdrängen, statt sie sich bewusst zu machen und sie aufzuarbeiten, haben ein höheres Risiko für gesundheitliche Schäden, zum Beispiel für hohen Blutdruck.
- Menschen mit einer Depression sind häufiger von Herzkrankheiten, vor allem von einem Herzinfarkt bedroht.
- Schwere Traumata – Krieg, Gewalt –, die man an sich selbst erlebt hat oder deren Zeuge man war, können sich Jahre und Jahrzehnte später als *Posttraumatische Belastungsstörung* äußern. Die Betroffenen bekommen bei scheinbar banalen Anlässen, die aber die Erinnerung an das Erlebte auf irgendeine Weise wieder aufflammen lassen, plötzliche Anfälle von Zittern, Angstschweiß, Atemnot, Übelkeit oder Ohnmacht. Andere sind in ihrer ganzen Persönlichkeit nachhaltig verändert.

Die Seele vergisst nicht. Frühe Kränkungen können das ganze Leben beeinflussen

Alle diese Verletzungen der Seele sind zwar prinzipiell heilbar. Aber es dauert oft sehr lange und es bedarf einer speziellen psychotherapeutischen Begleitung, um den Frieden zwischen Seele und Körper wiederherzustellen.

Andererseits, und das wollen wir nicht vergessen, ist eine positiv gestimmte Seele ein unglaublich starker Motor für körperliche und geistige Fähigkeiten.

Das geheime Leiden: Depression

Noch immer glauben manche Menschen, ihr Sohn (oder ihre Kollegin oder der Mitschüler) sei faul, desinteressiert, ständig schlechter Laune, abweisend, einfach unmöglich. Der »unmögliche« Sohn wiederum ist überzeugt, nichts wert, ein Versager zu sein, anders zu sein als die – früheren – Freunde (jetzt hat er ja keine mehr), und dass er deshalb zu Recht gemobbt und als Außenseiter gemieden wird. Ein trauriges Missverständnis. Denn beide Seiten haben nicht erkannt, dass da jemand von einer Krankheit heimgesucht wird, die viel häufiger auftritt, als wir es ahnen, und dass diese Krankheit unendlich quälend ist, jede Lebensfreude erstickt und nicht selten zum Tod führt. Zum Suizid. Deshalb wird sie auch als »Seelenfinsternis« bezeichnet.

Patienten mit einer Depression schildern, wie sie »immer tiefer in ein dunkles Loch fallen«, dass sie nicht wissen, wie sie schon die erste Stunde des Tages – oft nach einer schlaflosen Nacht – überstehen sollen, und wie ihr Antrieb, ihr Denken, ihr Interesse an anderen Menschen, am Beruf immer weiter abnimmt. Das Schlimmste sei, dass sie keinerlei Gefühle mehr hätten. Oft wissen die Betroffenen sehr genau, dass sie Hilfe bräuchten, aber sie fürchten, dass man ihnen dann das Etikett »geisteskrank« aufdrückt, sie für »verrückt« hält, und dass sie damit am Arbeitsplatz, wahrscheinlich sogar im Kreis der Verwandten und Bekannten gebrandmarkt wären. Also schweigen sie, wenden sich nicht an die dafür zuständigen Ärzte – Psychiater oder Psychologen –, und ertragen lieber diesen Zustand der Hoffnungslosigkeit, solange es irgendwie geht. Ein fataler Fehler, denn je früher eine Behandlung einsetzt, desto wirksamer kann man helfen.

Über die Ursachen der Krankheit ist sich die Medizin nicht ganz einig. Einerseits kann man oft ein gestörtes Gleichgewicht der Hirnbotenstoffe (Serotonin, Dopamin, Noradrenalin) nachweisen. Auch andere Hormonsysteme des Körpers können beteiligt sein. Bewiesen ist auch eine erhöhte Anfälligkeit, wenn in der Familie diese oder andere psychische Störungen schon einmal aufgetreten sind. Aber warum so viele Menschen erkranken – angeblich macht jeder fünfte Bundesbürger im Lauf seines Lebens zumindest eine vorübergehende depressive Episode durch –, ist noch nicht erklärbar. Es sei denn, man macht die zunehmende Stressbelastung des Einzelnen, die Angst vor Gewalt und andere typische Belastungen des modernen Lebens mitverantwortlich.

Gleichzeitig gibt es viele Menschen, die auch in Situationen, die für sie sehr schwierig und belastend sind, keine Depression entwickeln. Sie sind in hohem Maße widerstandsfähig oder, um den modernen Begriff zu verwenden, *resilient*. Davon später mehr (Seite 223).

Bin ich gefährdet, an einer Depression zu erkranken?

Bewerten Sie bitte folgende Aussagen mit »ja, stimmt« oder »nein, stimmt nicht«:

- Ich habe eigentlich keinen konkreten Grund, aber ich fühle mich oft traurig und niedergeschlagen.
- Ich fühle mich häufig einsam, obwohl vertraute Menschen um mich sind.
- Ich fühle mich körperlich erschöpft und müde.
- Ich schlafe in letzter Zeit ausgesprochen schlecht.
- Mein Interesse an Sex hat sehr nachgelassen.
- Ich kann mich einfach über nichts mehr so richtig freuen.
- Ich kann mich zunehmend schlecht konzentrieren.
- Das Leben hat für mich eigentlich wenig Sinn.

- Ich weiß, dass ich mich in meinem Leben mehr anstrengen müsste, aber irgendwie kann ich es nicht.
- Wenn ich morgen von einem Auto überfahren würde, wäre mir das nur recht.

Wenn Sie mehr als vier dieser Sätze zugestimmt haben, dann sollten Sie unbedingt einen Psychiater, Nervenarzt oder Psychotherapeuten aufsuchen

Noch Fragen?

Wie kann ich mich denn vor Depressionen schützen?

Haben Sie schon einmal etwas von »Achtsamkeit« gehört?

Ja. Aber ich weiß nicht so recht, was das ist.

Es gibt mehrere Definitionen. Der Begriff stammt ursprünglich von buddhistischen Meditationspraktiken, zu denen wache Aufmerksamkeit für das Hier und Jetzt gehört. Achtsamkeit – im englischen Sprachraum heißt es »mindfulness« – bedeutet, uns selbst und Augenblicke unseres täglichen Lebens bewusster wahrzunehmen. Sie ist unmittelbar auch mit dem Begriff »Innehalten« verbunden und stärkt die innere Ruhe, die Ausgeglichenheit und die Konzentration. Durch Übungen in Achtsamkeit, wie sie heute auch von Psychologen angeboten werden, lernt man, sich intensiv um sich selbst und die eigenen Bedürfnisse zu kümmern.

Ist das nicht Egoismus?

Nein, diese Selbstfürsorge darf natürlich nicht auf Kosten anderer gehen. Sie bedeutet, sich nicht selbst auszubeuten, sondern sich zu fragen, was einem wichtig ist und was nicht. Und dann entsprechend zu handeln.

Sie sprachen auch von Verletzungen in der Kindheit …

… die man nicht ungeschehen machen kann. Sehr negativ kann sich auch das Fehlen eines normalen Selbstbewusstseins auswirken, das oft Folge von schwierigen familiären Verhältnissen oder von Mobbing und Ausgrenzung in der Schule ist. Darauf möchte ich gleich noch einmal zurückkommen. Beides, unbewältigte Verletzungen und ein beschädigtes Selbstwertgefühl lassen sich durch entsprechende psychotherapeutische Verfahren deutlich bessern. Man muss sich nur zu einer Therapie entschließen.

Wer Mobbingopfer ist, muss lernen, sich zur Wehr zu setzen

Was hilft noch?

Wie immer Sport und Bewegung, auch als Vorbeugung gegen Stress. Es gibt ein sehr gutes *Kompetenznetz Depression*, das finden Sie auch im Internet. Hier und bei der *Deutschen Depressionshilfe*[*] kann man sich testen und beraten lassen.

Auf zum Kampf gegen Mobbing!

Mobbing ist für mich die Pest des 21. Jahrhunderts. Natürlich hat es schon immer Intrigen und böse Nachreden gegeben. Seit jeher wurden Menschen von ihren Mitbürgern geschnitten, verleumdet, erniedrigt. Und vieles davon geschah feige aus dem Hinterhalt heraus. Aber so wie heute – vor allem durch die Anonymität des Internets – Jugendliche gequält, als Außenseiter beschimpft und ihre Seelen dadurch zerstört werden; so wie Erwachsene von ihren Kollegen angeschwärzt,

---

[*] info@deutsche-depressionshilfe.de

gedemütigt und ihrer Würde beraubt werden, müssten wir eigentlich alle nach dem Gesetzgeber rufen und eine regelrechte Kampagne gegen die Anstifter solcher seelischen Grausamkeiten starten. Und uns dabei auf unsere so oft beschworene »christlich geprägte Kultur« berufen. Umso mehr, als sich diese Leute inzwischen oft aus der Anonymität herauswagen und ihre Brutalität mehr oder weniger öffentlich ausleben.

Welche Folgen unsere Nachsicht gegenüber Mobbingtätern hat, ist noch gar nicht absehbar. Sicher, die Opfer werden nicht alle zu Amokläufern (einige schon, wie wir erleben mussten). Aber gerade Kinder und Jugendliche wollen sich häufig aus Scham ihren Eltern oder Lehrern nicht anvertrauen. So werden sie ihre seelischen Wunden ein Leben lang mit sich herumtragen, werden ihre jetzige Ohnmacht möglicherweise in Aggressionen ausleben oder werden unter Angststörungen, Depressionen und anderen psychischen Problemen leiden. Deshalb wäre es so wichtig, dass wir alle, vor allem natürlich Lehrer, Eltern und die Verantwortlichen in Betrieben, hellhörig und hellsichtig werden, um entsprechende Situationen zu erkennen und unnachsichtig mit den Tätern umzugehen.

Burn-out-Syndrom: Am Ende der Kräfte

Es gibt unzählige Beispiele von Prominenten und Unbekannten, die vorübergehend in einen Zustand gerieten, in dem sie »einfach nicht mehr konnten«. Nicht mehr schlafen, nicht mehr funktionieren, nicht mehr denken, nicht mehr fühlen. Sie waren ausgebrannt. Burnt out. Es fällt auf, dass diese Menschen oft gemeinsame Eigenschaften besitzen: Sie setzen sich in ihrem Beruf extrem ehrgeizige Ziele, sind hoch motiviert, engagiert, muten sich Aufgaben über Aufgaben zu und befinden sich häufig in Positionen, in denen sie Verantwortung für andere Menschen tragen, ohne dafür genügend echte Wertschätzung und Erfolgserlebnisse zu ernten: Sozialarbeiter, Kindergärtnerinnen, Lehrer, auch Ärzte. Nur wer »brennt«, kann ausbrennen, heißt es. Es sind also oft die Besten, die irgendwann das Handtuch werfen müssen, bevor ihre emotionale und körperliche Erschöpfung in eine echte Depression übergeht.

Diese Erschöpfung zeigt sich am Anfang oft mit Symptomen wie hektische Aktivität, aber auch mit starken Stimmungsschwankungen, Gereiztheit, bis zu Aggressionen gegenüber anderen. Gleichzeitig reagiert der Körper **Burn-out bedeutet** mit typischen Stresszeichen wie hohem Blut- **vor allem emotionale** druck, Herzrasen, Rücken- oder Kopfschmer- **Erschöpfung** zen, Schwindel und womöglich Tinnitus. Im weiteren Verlauf kann der Betroffene nicht mehr richtig schlafen, trotz seiner lähmenden Müdigkeit, und ist unfähig zu konzentrierter Arbeit. Die 14 Tage Urlaub, die man ihm empfiehlt, bringen dann nichts mehr: die Anspannung bleibt, er hat seine innere Balance verloren.

Die Wissenschaft ist sich einig, dass Auslöser eines Burnout vor allem übertriebener beruflicher Ehrgeiz und gleichzeitig die Überschätzung der eigenen Kräfte sind. Insofern zielen Präventionsmaßnahmen vor allem auf eines: Ein vernünftiges Gleichgewicht zu finden zwischen hoher Arbeitsmoral auf der einen und Wahrnehmung der eigenen Bedürfnisse auf der anderen Seite. Meistens ist man überfordert, wenn es darum geht, die krank machenden Umstände – die äußeren und die inneren – selbst zu analysieren und Abhilfe zu schaffen. Es bedarf also professioneller Unterstützung, um einen anderen Blick auf sich selbst zu bekommen und zu erkennen, was zu dieser Situation geführt hat. Geschulte Psychologen bieten auch Verhaltenstherapie, diverse Methoden der Stressbewältigung und andere Verfahren an, die alle ein Ziel haben: herunterzukommen von der Vorstellung, perfekt sein zu müssen, alles im Griff zu haben und grundsätzlich an die Leistungsgrenze zu gehen, um Anerkennung zu finden. **Sie müssen nicht perfekt sein, um geliebt zu werden und Anerkennung zu erhalten!** (Wenn der Prozess dieser Selbstausbeutung schon weit fortgeschritten ist, hilft oft nur ein mehrwöchiger Klinikaufenthalt, bei dem man lernt, den Kopf neu zu programmieren und das Leben grundsätzlich gelassener anzugehen.)

Über die vielen anderen Möglichkeiten, Körper und Seele wieder ins Gleichgewicht zu bringen, lesen Sie ab Seite 216.

Gegen die große Müdigkeit

Das *chronische Erschöpfungssyndrom* (medizinisch: Chronic Fatigue Syndrome, CFS) ist ein Zustand, der mit Müdigkeit, körperlichem und geistigem Leistungsabfall und unnatürlicher Schwäche nach schon geringen Anstrengungen einhergeht. Es sieht so aus, als könne der Körper einfach nicht genug Energie für seine Zellen bereitstellen und bräuchte ewig lang, bis er sich jeweils wieder erholt. Nach neuen Erkenntnissen könnte die Krankheit Folge einer Virusinfektion sein, am ehesten einer Infektion mit dem *Epstein-Barr-Virus*, das unter anderem das Pfeiffer'sche Drüsenfieber verursacht. Man nimmt an, dass der Körper übermäßig auf diese Infektion reagiert und dadurch eine Autoimmunkrankheit auslöst, die sich in den Gehirnzellen abspielt und diese totale Erschöpfung bewirkt. Tatsächlich bewiesen ist das allerdings noch nicht. Deshalb werden auch andere Ursachen diskutiert, etwa psychosoziale Faktoren, vor allem, weil das chronische Erschöpfungssyndrom überproportional häufig Menschen trifft, die in der Kindheit missbraucht wurden.

Einen klaren Auslöser gibt es bei Krebspatienten, die durch ihre Krankheit selbst, aber auch oft durch Behandlungen wie Bestrahlung oder Chemotherapie eine solche Phase der Erschöpfung – *Fatigue* (französisch = Müdigkeit) – durchmachen. Bei ihnen muss der Arzt vor allem darauf achten, ob nicht ein Mangel an roten Blutkörperchen die Mattigkeit hervorruft, wie überhaupt vor der Diagnose ein gründlicher Check-up stattfinden muss, um andere Krankheiten auszuschließen.

Was die Heilungsaussichten angeht, so bessert sich der Zustand manchmal nach einigen Monaten von selbst. Da Medikamente nicht helfen, rät man den Patienten zu einem vorsichtigen Bewegungstraining, das ganz langsam gesteigert werden sollte, wobei jede Art von Überlastung vermieden werden muss. Auch psychologische Verfahren, vor allem die kognitive Verhaltenstherapie, können eine wichtige Hilfe sein. In den meisten Fällen bessert sich die Erschöpfung glücklicherweise nach ein bis zwei Jahren so stark, dass man wieder ein normales Leben führen kann.

Guter Stress, schlechter Stress

Stellen Sie sich vor: ein berühmter Fernsehstar. Noch steht er in der Kulisse. Aber jeden Moment wird er in einer Livesendung das Zeichen bekommen: »Jetzt, raus, Ihr Auftritt!«

Egal, wie routiniert er ist, das Herz klopft ihm bis zum Hals, er atmet rascher, hat feuchte Hände, eine Sekunde lang denkt er vielleicht sogar an Flucht. Dann aber stürzt er hinaus, vor die Kameras, in den »Kampf« um Publikum, Quoten und Erfolg. Mit maximalen Adrenalinwerten im Blut.

Schon Kinder leben in einer erhöhten inneren Anspannung, wenn sie sich mit ihren scheinbar harmlosen Computerspielen beschäftigen

Vor fünftausend Jahren hätte einer wie er seinen Lebensunterhalt anders bestreiten müssen, und vielleicht wäre er im Wald bei der Nahrungssuche einem Bären begegnet. Auch in dieser Situation, in der Sekunde, in der er sich zwischen Flucht und Kampf entscheiden muss, hätten in einer konzertierten Aktion von Wahrnehmung, Erinnerung (Bär = Gefahr!) und Reaktion sein Gehirn und das Nervensystem einen rasenden Anstieg von Stresshormonen – vor allem zunächst Adrenalin – ausgelöst und damit seinen Blutdruck, seine Muskelspannung und seinen Herzschlag steil ansteigen lassen. Er wäre damit ebenfalls

Unter positivem Stress sind manche Menschen in der Lage, Höchstleistungen zu erbringen

»kampfbereit« gewesen. Akuter Stress ist also ein machtvoller Impulsgeber für das Aktivieren aller verfügbaren Kräfte.

Zurück zur heutigen Zeit, in der sich viele Menschen oft sehr stark gefordert fühlen, aber gesund bleiben, solange sie die Kontrolle über die jeweilige Situation behalten.

Ganz anders sieht es für Menschen aus, die unter kontinuierlichem Druck stehen und dabei keine Chance sehen, die

Situation aus eigenen Kräften in den Griff zu bekommen. Da ist die Sorge, den immer zahlreicheren Aufgaben im Beruf nicht gewachsen zu sein, da leidet einer unter Mobbing am Arbeitsplatz, da herrscht Furcht vor Entlassung, chronischer Geldmangel, Armut, aus der es kein Entrinnen zu geben scheint: Unter der Unkontrollierbarkeit und Aussichtslosigkeit solcher Situationen kommt es zu einer permanenten Erhöhung von Stresshormonen im Blut, vor allem von Kortison. Der sonst zuverlässige Regelmechanismus, der für ein ständiges Gleichgewicht der Körperhormone sorgt, ist außer Kraft gesetzt. Die Folge können Funktionsstörungen wichtiger Organe sein.

Die Lebenserwartung von Menschen, die in Armut leben, ist um zehn Jahre geringer als die der übrigen Bevölkerung

Die Seele vor Schaden bewahren

Bevor wir uns überlegen, was wir tun können, um uns in sehr belastenden Situationen vor seelischen und körperlichen Störungen zu schützen, sollten wir uns zunächst klarmachen, welche Methoden sicher NICHT wirken. Es sind Verhaltensweisen, die mit der Flucht vor dem Problem zu tun haben. Alkohol, Drogen, Medikamente – auch und gerade solche, die »beruhigend« wirken sollen – decken die Situation vielleicht für einige Stunden zu, um aber dann umso mehr das Gefühl des Versagens und der Hilflosigkeit zu hinterlassen und damit neue Belastungsmomente aufzutürmen. Es bringt auch nichts, wenn Sie unter Stress die emotionale Belastung an anderen austoben, sozusagen »Dampf ablassen«.

Vorschlag Nr. I: Entschleunigung des Lebens

Zeit ist heute zu einem kostbaren Gut geworden. Meistens ist sie bis zum Rand ausgefüllt mit wichtigen, manchmal allerdings auch mit völlig unnützen Vorhaben. Setzen Sie sich hin und schreiben Sie auf, was Sie in den nächsten drei, vier Tagen glauben, erledigen zu *müssen*. Dann überlegen Sie, was Sie in dieser Zeit eigentlich gerne machen würden. Wenn Sie dann versuchen, das »Müssen« und das »Wollen« miteinander abzustimmen und dabei möglichst viele Punkte aus der »Müssen-Liste« herauszustreichen, werden Sie sich wundern, dass erstaunlich viele Dinge auf einmal nicht mehr so entsetzlich wichtig sind.

- **Bestehen Sie auf Ihrer Frei-Zeit!** Ich habe Patienten, die offensichtlich in einem Hamsterrad steckten, immer geraten, sich einen halben Tag, möglichst in der Mitte der Woche, völlig frei zu halten. Frei von Berufsarbeit, frei von Familie, von Verpflichtungen, ohne Handy. Was sie dann mit diesen freien Stunden machten, war egal. Sie konnten im Fitnessstudio trainieren, sich ins Café setzen und Zeitungen lesen, sie konnten joggen, ins Kino gehen oder sich mit Freunden treffen – das war ihnen überlassen. Wenn dann die Rückmeldungen kamen: *War irgendwie merkwürdig* oder *Ich habe mich ganz schön gelangweilt,* war ich sehr zufrieden. Es stellte sich auch heraus, dass manche von ihnen die Zeit zum Nachdenken benutzt hatten und zu dem Schluss kamen, dass sie etwas an ihrem Leben ändern mussten, um solche stressfreien Stunden öfter zu erleben.
- **Weigern Sie sich, immer erreichbar zu sein!** Zur Entschleunigung des Lebens gehört auch, dass Sie nicht permanent

erreichbar sind. Die Arbeitsabläufe in Fabriken und Betrieben, zum Beispiel in Krankenhäusern, sind heute so gestrafft worden, die Anforderungen an die Mitarbeiter dadurch so gestiegen, dass Sie Ihre freie Zeit brauchen, um wieder ein normales Tempo in Ihr Leben zu bringen. Wenn Ihnen Ihre Chefs so etwas nicht zubilligen, wäre dies ein echter Grund, an einen Wechsel des Arbeitsplatzes zu denken. Sollten Sie selbst der Chef sein, dann müssen Sie erst recht wissen, dass dieses Nicht-loslassen-Können die Gesundheit gefährdet.

(Übrigens: Kreative Langeweile wäre auch für Kinder und Jugendliche ein wichtiger Teil ihrer Entwicklung, die ihnen durch die fast suchtartige Beschäftigung mit den sozialen Netzwerken verloren gegangen ist. Aber das ist ein anderes Thema.)

• **Gehen Sie so oft wie möglich in die Natur!** Zum Beispiel in den nächstgelegenen Wald. Sie könnten Ihre Kinder oder Enkel mitnehmen, ihnen erklären, wie die Bäume heißen, wie sie wachsen und wie sie Wasser aus den Wurzeln bis in die höchsten Zweige leiten. Das wissen Sie selbst nicht? Oh – dann wäre das eine gute Gelegenheit, sich damit zu beschäftigen. Es ist eine faszinierende Welt, in die Sie dabei eintauchen würden. Und wenn Sie niemanden finden, der gerne mitgeht: Gehen Sie alleine! Aufmerksam in der Natur zu sein ist eine herrliche Erholung.

Vorschlag Nr. 2: Entspannung

Wenn Sie zu den Menschen gehören, die ständig unter Stress stehen, dann sind Zeiten, in denen Körper und Geist zur Ruhe kommen, für Ihre Gesundheit extrem wichtig. Aber auch wenn Sie nicht in dauernder Anspannung leben, werden Ihre Energiespeicher durch entsprechende Übungen wieder aufgefüllt. Es gibt, wie Sie ja wissen, eine große Zahl von Entspannungstechniken, die in Volkshochschulen oder von Therapeuten angeboten werden. Egal, für welche Sie sich entscheiden – Sie sollten sie gut beherrschen, um sie dann jederzeit alleine anwenden zu können.

- **Meditation.** Sozusagen die Königsdisziplin. Die aus dem Buddhismus stammende spirituelle Methode gibt es seit über 2.000 Jahren, und sie bringt denen, die sie regelmäßig ausüben, auch heute noch Ruhe, Gelassenheit und Kraft. Es geht dabei um eine Art von Gehirntraining, von Neuprogrammierung des Geistes, sodass man dem Augenblick mehr Bedeutung und den Problemen weniger Raum im Leben gibt. Ursprünglich sollte der Mensch dadurch auch mehr Güte gegenüber anderen und mehr Frieden und Freiheit für sich selbst erlernen. Ob sich diese Ziele in unserer Welt erreichen lassen, ist zumindest fragwürdig. In jedem Fall ist es aber eine wunderbare Methode gegen Stress, wobei auch Blutdruck, Hormon- und Fettstoffwechsel sowie das Herz davon profitieren.

  Das Faszinierende an der Meditation ist die von Neurowissenschaftlern bewiesene Tatsache, dass das Gehirn in dieser Zeit hellwach ist, obwohl alle äußeren Sinneseindrücke, aber auch die Gedanken ausgeblendet bleiben. Es ist sozusagen eine Erweiterung des eigenen Bewusstseins, ein Innehalten im Moment, das die Menschen lehrt, das Leben als Kostbarkeit zu begreifen, egal, was es bringt.

Meditation zu lernen ist ziemlich schwierig. Man braucht einen guten Lehrer und viel Geduld. Aber wenn man die Technik einmal beherrscht, kann man sich, egal, wo man sich gerade aufhält, in diesen erstaunlichen Zustand versetzen.

- **Autogenes Training.** Gibt uns die Möglichkeit, innerhalb kurzer Zeit einen ganzheitlichen, d. h. körperlichen und seelischen Ruhezustand zu erreichen, einfach »abzuschalten«. Die Technik – eine Art Selbsthypnose – ist ebenfalls nicht ganz einfach zu lernen, allerdings deutlich leichter als die der Meditation. Kurse für Autogenes Training werden überall, also in Volkshochschulen, bei manchen Krankenkassen und in psychologischen Praxen angeboten.

- **Progressive Muskelentspannung nach Jacobson.** Grundlage dieser Technik ist die Erkenntnis, dass jede seelische Erregung mit einer Verkürzung, man könnte auch sagen: Verkrampfung von Muskelfasern einhergeht. Wir kennen das alle von den Rückenschmerzen bei Menschen, die beispielsweise viel Ärger am Arbeitsplatz haben, und deren Beschwerden auf einer starken Verspannung der Rückenmuskulatur beruhen. Der amerikanische Arzt und Biologe Edmund Jacobson konnte bereits im Jahr 1929 nachweisen, dass durch die Muskelentspannung auch eine Beruhigung des zentralen Nervensystems eintritt.

- **Qigong und Tai-Chi.** Die chinesischen Methoden der Heilgymnastik mit ihren Verbindungen von Atemtechnik und Bewegungsabläufen helfen nachweislich bei starker Nervosität, Schlafstörungen und innerer Verspannung. Auch hier ist eine gute, professionelle Anleitung über mehrere Stunden wichtig.

(Viele andere Entspannungs- und Wellnessvorschläge finden Sie in meinem Buch ›Körperintelligenz‹.)

Vorschlag Nr. 3: Laufen Sie dem Stress davon

Dabei denke ich an zwei Dinge. Zum einen – wieder einmal – an Sport, der nachweislich Körper und Seele nützt, mit dessen Hilfe wir mehr Gehirnbotenstoffe produzieren und dadurch die Hirnleistung steigern, Depressionen verhindern und belastete Seelen aufmuntern können.

Zum anderen aber meine ich damit Ihre Bereitschaft, öfter einmal zu verreisen. Ich weiß schon, dass das nicht so einfach ist, dass man Urlaubstage und Geld dazu braucht. Aber selbst Kurzurlaube, zum Beispiel an einem verlängerten Wochenende, können dem Leben von gestressten Menschen plötzlich wieder eine andere Richtung geben. Es muss kein Flug in der Businessclass, es muss kein Wellnesshotel sein (obwohl es schon angenehm ist, Massagen, Schwimmbad und Physiotherapie in Anspruch nehmen zu können). Wichtiger ist aber, nach meiner persönlichen Erfahrung, rauszukommen aus dem Alltagstrott, neue Menschen zu sehen, andere Worte zu hören, andere Gerichte zu essen und die Lebensumstände in einem anderen Land zu erfahren. Das kann die vertraute italienische Heiterkeit in Florenz oder Bari sein, oder auch die Erinnerung an das Habsburger Reich in einer Stadt wie Sibiu (das ehemalige Hermannstadt) in Rumänien, oder eine Fahrt durch das wunderschöne ländliche England. Egal, wie das

Wetter war, egal, dass man nur wenige Tage dort sein konnte – es genügt, um wieder einen anderen Blick auf sich selbst und sein Leben zu erhalten. Reisen ist heute gottlob kein Privileg der Reichen mehr. Versuchen Sie es!

Noch Fragen?

Ja. Ich habe irgendwo gelesen, dass die Seele sogar das Immunsystem beeinflusst. Stimmt das?

Ja, richtig. Es gibt sogar eine relativ neue Wissenschaft, die sich mit diesem interessanten Phänomen beschäftigt, die Psycho-Neuro-Immunologie. Wir wissen ja, dass sich das seelische Befinden grundsätzlich auf den ganzen Körper auswirkt. So ist es verständlich, dass auch das Immunsystem davon stark beeinflusst wird. Kleine Kinder bekommen durch die Trennung von der Mutter plötzlich Hautausschlag (Neurodermitis), depressive Menschen leiden häufiger an Erkältungskrankheiten oder bekommen eine Gürtelrose. Im Gegensatz dazu wird das Immunsystem durch seelische Ausgeglichenheit und eine optimistische Lebenseinstellung gestärkt. In beiden Fällen verständigt sich das zentrale Nervensystem über Hirnbotenstoffe mit dem Immunsystem. So lässt sich übrigens auch das Phänomen der Resilienz erklären.

Resilienz: Unsere erstaunlichen seelischen Kräfte

Der Begriff kommt aus dem Lateinischen (resilire = abprallen, zurückspringen) und bezeichnet die psychische Widerstandsfähigkeit eines Menschen. Wir wissen, dass es tatsächlich Menschen (gerade auch Kinder) gibt, die sich trotz schwerster seelischer Verletzungen – Misshandlungen, Kriegstraumata, Verlust von geliebten Angehörigen – ihre seelische Gesundheit bewahren können. Sie sind keineswegs unsensibler als jene, die in ähnlichen Situationen zusammenbrechen oder in tiefe Verzweiflung versinken. Aber sie besitzen offensichtlich eine innere Kraft, die ihnen bei der Bewältigung dieser Erschütterungen hilft.

Selbstverständlich hat man versucht, herauszufinden, wodurch sie diese Kraft erworben haben. In großen Studien stellte sich dabei heraus, dass die Widerstandsfähigen

- als Kinder meist eine enge und liebevolle Bindung an Eltern und Familie hatten (interessanterweise berichten viele, dass die Eltern ihnen oft vorgelesen hatten);
- ein normales Selbstbewusstsein entwickeln konnten, wobei es offensichtlich genügte, wenn es wenigstens *einen* Menschen gab, der an das Kind glaubte und ihm vermittelte, dass es liebenswert und wertvoll ist;
- in ein Netzwerk von Bezugspersonen wie Geschwister, andere Verwandte, Nachbarn, Gemeindemitglieder oder eine Religionsgemeinschaft eingebunden waren oder sind;
- großes Interesse am Lesen oder Musikhören haben;
- das Gefühl besitzen, ihre Umwelt zu verstehen und selbst etwas bewirken zu können.

Gerade Kinder aus unterprivilegierten Schichten entwickeln oft eine erstaunliche seelische Kraft, vor allem, wenn ihnen die Eltern trotz ihrer prekären Situation die Bedeutung von Bildung und menschlichem Zusammenhalt vermittelt haben.

Obwohl die Weichen für seelische Widerstandsfähigkeit bzw. Verwundbarkeit vor allem in der Kindheit gestellt werden, können wir auch später noch »nachbessern«: Es kommt dabei zum einen auf unsere Bereitschaft an, anderen Menschen mit positiven Gefühlen und mit Empathie zu begegnen. Zum anderen – aber das ist lange bekannt – hilft ein fester Freundeskreis, wenn es gilt, Schicksalsschläge und seelische Verletzungen zu überwinden. Entscheidend scheint aber auch zu sein, wie zufrieden wir mit unserem Leben sind.

Wir gehen mehr oder weniger alle auf eine Abenteuerreise, wenn wir als ganz junge Menschen Entscheidungen treffen: Berufsausbildung, Partnerwahl, die Umgebung, in der wir leben wollen oder müssen. Ob es eine glückliche Fahrt wird, ob sich die Vorstellungen und Träume in etwa erfüllt haben, erweist sich erst viel später. Wenn es so ist – umso besser. Die Wahrscheinlichkeit ist aber groß, dass vielleicht nicht alles, aber vieles ganz anders kam. Schließlich gibt es in unserer heutigen Welt kaum noch Gewissheiten, die eine Lebensspanne lang halten.

Und so sollten wir vielleicht innehalten und uns fragen, ob wir uns nicht in einer Situation befinden, die uns zwar ein materiell gesichertes Dasein erlaubt, in der aber unsere Begabungen, Wünsche und emotionalen Bedürfnisse zu kurz kommen. Vielleicht ist ja nur eine kleinere Kursänderung nötig, um uns glücklicher zu machen. Vielleicht aber bedarf es einer grundsätzlichen Änderung und Neugestaltung unseres Lebens, um – vorsorglich – Seele und Körper wieder in Einklang zu bringen.

Anhang

Ärztliche Vorsorge und Früherkennung

Gesetzliche Krankenkassen übernehmen die Kosten.

Frauen			
Wann	**Was**	**Wie oft**	**Was wird gemacht**
Ab 20 J.	Früherkennung von Gebärmutter-halskrebs	jährlich	Anamnese, Untersuchung der Geschlechtsorgane, Abstrich (Pap-Test) des Muttermunds
Ab 30 J.	Früherkennung von Brustkrebs	jährlich	Tastuntersuchung der Brust, Anleitung zur Selbstuntersuchung
Ab 35 J.	Früherkennung von Hautkrebs	alle 2 Jahre	Anamnese, Untersuchung der gesamten Haut
Ab 35 J.	»Check-up 35«: Vorsorgeunter-suchung Herz-Kreislauf-Erkrankungen, Diabetes, Nierenerkrankungen	alle 2 Jahre	Anamnese, körperliche Untersuchung, Messung von Blutzucker, Cholesterin, Urinuntersuchung
Von 50 bis 69 J.	Früherkennung von Brustkrebs	alle 2 Jahre	Röntgen: Mammografie
Ab 50 J.	Früherkennung von Darmkrebs	jährlich	Anamnese, Beratung*, Test auf Blut im Stuhl
Mit 55 J.*	Früherkennung von Darmkrebs	danach alle 10 Jahre	Darmspiegelung

* Bei Vorkommen von Darmkrebs in der Familie: Darmspiegelung 10 Jahre vor dem Alter, in dem der Krebs bei den Betroffenen diagnostiziert wurde

Männer			
Wann	Was	Wie oft	Was wird gemacht
Ab 16 J.*			
Ab 35 J.	Früherkennung von Hautkrebs	alle 2 Jahre	Anamnese, Untersuchung der gesamten Haut
Ab 35 J.	»Check-up 35«: Vorsorgeuntersuchung Herz-Kreislauf-Erkrankungen, Diabetes, Nierenerkrankungen	alle 2 Jahre	Anamnese, körperliche Untersuchung, Messung von Blutzucker, Cholesterin, Urinuntersuchung
Ab 45 J.	Früherkennung von Prostatakrebs	jährlich	Anamnese, Untersuchung der Geschlechtsorgane, der Prostata, der Lymphknoten**
Ab 50 J.	Früherkennung von Darmkrebs	jährlich	Anamnese, Beratung***, Test auf Blut im Stuhl
Mit 55 J.***	Früherkennung von Darmkrebs	danach alle 10 J.	Darmspiegelung

* Regelmäßige – einmal im Monat – Eigenuntersuchung (vorsichtiges Abtasten) der Hoden. Bei allen Veränderungen, Verhärtungen etc. sofort zum Urologen
** Bestimmung von *Prostata-spezifischem Antigen* im Blut ist freiwillig (IGeL-Leistung), als Einzelbestimmung ohne besondere Bedeutung; nur bei kontinuierlichem Anstieg Hinweis auf möglichen Prostatakrebs
*** Bei Vorkommen von Darmkrebs in der Familie: Darmspiegelung 10 Jahre vor dem Alter, in dem bei den Betroffenen Darmkrebs diagnostiziert wurde

Patientenverfügung und Vorsorgevollmacht

Machen wir uns nichts vor: Die Vorstellung, wie es uns am Ende des Lebens wohl gehen wird, kann immer nur eine vage sein, und entsprechend schwierig ist es nach wie vor, unseren Angehörigen und Ärzten klarzumachen, was wir uns in einer derartigen Situation wünschen und was wir auf jeden Fall vermeiden wollen. Die neuesten Entscheidungen des Bundesgerichtshofs sind dabei auch nicht gerade hilfreich: Nach wie vor mutet man uns zu, möglichst im Detail aufzuführen, in welcher Situation was genau zu geschehen und was zu unterbleiben hat. Eine absolut unmögliche Forderung, da nicht nur das Leben, sondern auch das Kranksein und Sterben jedes einzelnen Menschen ein individuelles ist, das heißt eines, das sich eben nicht immer in vorgegebene Schemata einteilen lässt. Als einzige juristische Gewissheit steht fest, dass unser Wille geschehen soll, auch dann, wenn wir nicht mehr in der Lage sind, diesen Willen auszudrücken. Damit sind wir gezwungen, ihn vorher zu benennen, das heißt, Situationen zu erdenken, von denen vielleicht eine einmal eintreten wird. Vielleicht aber wird ohnehin alles anders sein.

Wie auch immer: Ohne Patientenverfügung sind die Ärzte juristisch machtlos, wenn es gilt, ein sinnloses Hinauszögern des Todes zu verhindern. Und vergessen Sie nicht: Sollten Sie nicht in der Lage sein, Ihren Willen ganz klar kundzutun, weil Sie im Koma liegen oder sonst wie nicht bei sich sind, dann haben weder Ihr Ehepartner noch Ihre Kinder – überhaupt niemand – ein automatisches Entscheidungsrecht darüber, was mit Ihnen geschehen oder nicht geschehen soll. Deshalb ist es wichtig, eine Patientenverfügung bzw. eine Vorsorgevollmacht zu erstellen, mit der Sie einem Menschen, dem Sie vertrauen, die Erlaubnis geben, für Sie zu entscheiden. Wenn weder die Verfügung noch eine Vorsorgevollmacht vorhanden sind, kann das Gericht im Zweifelsfall, zum Beispiel wenn es darum geht, ob Sie weiter beatmet oder ernährt werden sollten, einen Berufsbetreuer einsetzen, der dann über Sie verfügt, obwohl er Sie noch nie gesehen oder gesprochen hat.

Ich denke, es schadet nicht, wenn wir uns zum jetzigen Zeitpunkt der Tatsache stellen, dass wir sterblich sind, auch wenn wir gerade – hoffentlich – bei bester Gesundheit sind.

Das Wichtigste ist, dass Sie sich darüber klar werden, was Ihre eigenen Wertvorstellungen und Wünsche sind, wenn Sie sich gedanklich das Ende Ihres Lebens vor Augen halten.

Das Zweitwichtigste wäre, diese Gedanken mit vertrauten Menschen zu erörtern und bei ihnen dadurch ebenfalls Klarheit über Ihre Ansichten zu schaffen, sodass sie notfalls Ihren »mutmaßlichen Willen« darlegen können.

Versuchen Sie dann, in der Formulierung Ihrer Patientenverfügung die folgenden Punkte möglichst präzise darzulegen. Außerdem sollten Sie den Entwurf der Verfügung mit Ihrem Hausarzt besprechen, der Sie auf eventuelle Ungereimtheiten aufmerksam machen kann.

Patientenverfügung

1. **Welche grundsätzlichen Vorstellungen** haben Sie für Ihre ärztliche Betreuung am Lebensende? Wollen Sie möglichst lange leben? Oder wünschen Sie sich einen natürlichen Tod, wenn eine Wiederherstellung Ihrer körperlichen und/oder geistigen Fähigkeiten nicht mehr möglich scheint? (Einen

raschen Tod darf Ihnen niemand versprechen, geschweige denn garantieren.)

2. **Für welche Situation(en) soll die Verfügung gelten?** Sterbephase wegen Krankheit oder Altersschwäche – Wachkoma – Demenz – schwere Hirnverletzung/Hirntumor usw.

3. **Welche Maßnahmen wünschen Sie sich, welche sollten unterbleiben?** (Es wäre unsinnig, hier beispielsweise zu schreiben: *Auf keinen Fall Intensivstation!* Denn wenn Sie morgen einen Unfall mit vorübergehender Bewusstlosigkeit haben, können Sie nur hoffen, auf einer Intensivstation zu landen, wo Sie bestens behandelt und nach Möglichkeit wieder gesund gemacht werden.)

Für die oben angegebenen Situationen kann man verfügen: Keine Lebensverlängerung, wenn keine Aussicht auf ein selbstbestimmtes Leben mehr besteht, das heißt – und das sollten Sie unbedingt im Einzelnen anführen! –, keine künstliche Beatmung, keine Maßnahme zur Aufrechterhaltung der Herztätigkeit, keine künstliche Ernährung und/oder Flüssigkeitszufuhr (auch keine Sondenernährung). Was Sie sich wünschen: Zum Beispiel palliativmedizinische Betreuung und Linderung von Schmerzen, Atemnot, Übelkeit, notfalls palliative Sedierung (Bewusstseinsschwächung bei starken Beschwerden).

Dann sollten Sie noch den Arzt Ihres Vertrauens angeben, der die behandelnden Kollegen unterstützen kann. Außerdem müssen Sie die Menschen benennen, denen die Ärzte jede Auskunft geben dürfen, denn selbst gegenüber Ehepartnern und Kindern ist dies juristisch nicht selbstverständlich.

Vorsorgevollmacht

Noch wichtiger als die Patientenverfügung ist die Nennung einer Person, die berechtigt ist, Entscheidungen in Ihrem Sinne zu treffen, wenn Sie selbst nicht mehr dazu in der Lage sind. Am besten erteilen Sie dieser Vertrauensperson gleich eine **Generalvollmacht**, die, das sollte erwähnt werden, auch die Vorsorgevollmacht und die Betreuungsvollmacht einschließt, aber eben auch die Möglichkeit geschäftlicher Maßnahmen in Ihrem Sinne erlaubt. Es bietet sich an, zusätzlich und nur für medizinische Entscheidungen, die unter Umständen rasch gefällt werden müssen, noch eine zweite Person zu benennen, falls der/die Generalbevollmächtigte in der kritischen Zeit nicht sofort erreichbar oder selbst krank ist.

Was sich nicht bewährt hat, ist die Vergabe der Vorsorgevollmacht an mehrere Familienmitglieder, weil dann zu leicht gegensätzliche Vorstellungen oder sogar ein Streit die Entscheidungen erschweren können.

Lassen Sie Patientenverfügung und Vorsorgevollmacht durch einen Notar bestätigen! Und tragen Sie eine Kopie davon möglichst immer bei sich!

Sehr gute Informationen und Vorschläge zu medizinischen und juristischen Maßnahmen am Lebensende finden Sie übrigens in den Büchern des Palliativmediziners Prof. Gian Domenico Borasio[*]. Außerdem haben viele Gesundheitsinstanzen, z. B. das Bundesministerium für Justiz und Verbraucherschutz[**] Kataloge und Vordrucke zu dem Thema herausgegeben.

---

[*] Gian Domenico Borasio: Über das Sterben, dtv, München 2015
Selbst bestimmt sterben, aktualisierte Neuausgabe, dtv, München 2016

[**] www.bmjv.de/Patientenverfügung

Hier noch ein Beispiel einer zwar sehr kurzen, aber im Wesentlichen korrekten Patientenverfügung (falls man keine lebensverlängernden Maßnahmen wünscht):

Patientenverfügung

Heute, am .... bekunde ich, ... geboren am .... folgende Willensäußerung:

Sollte ich durch eine Krankheit (z. B. Schlaganfall, Hirntumor, Wachkoma etc.), durch einen Unfall oder durch Demenz in eine Situation geraten, in der ich meinen freien Willen nicht mehr äußern kann, so soll folgende Verfügung gelten:

Wenn meine körperlichen oder mentalen Fähigkeiten nach bestem ärztlichen Wissen nicht mehr oder auch nur mit großer Wahrscheinlichkeit nicht wieder so weit hergestellt werden können, dass ich ein selbstbestimmtes Leben führen kann, so untersage ich hiermit alle ärztlichen oder pflegerischen Maßnahmen, die auf eine Lebensverlängerung hinzielen. Das betrifft Maßnahmen zur Erhaltung der Atmung, des Herzschlags, der Ernährung, der Flüssigkeitszufuhr oder auch nur der einfacheren Pflege (PEG-Sonde).

Ich wünsche in diesem Fall vielmehr, mit palliativmedizinischer Begleitung, also Erleichterung von Schmerzen und anderen Leiden, einen natürlichen und ruhigen Tod erleben zu können.

Ferner erteile ich eine **Generalvollmacht**, die auch die Kompetenzen einer **Vorsorgevollmacht** und **Betreuungsvollmacht** zur Einhaltung dieser Verfügung und zur Beur-

teilung meines tatsächlichen gesundheitlichen Zustands enthalten soll, an

..............., geboren am .... wohnhaft ....
Telefon ....

und, in seiner Abwesenheit bzw. als seinen Stellvertreter, eine
Vorsorgevollmacht an

..............., geboren am .... wohnhaft ....
Telefon ....

Dieses Dokument wird auch noch notariell beglaubigt werden.

..............., den ....
Unterschrift ....

Dank

Mein besonderer Dank gilt dem Team des Verlags und den freien Mitarbeitern, die mich während der Entstehung des Buches so großartig unterstützt haben, allen voran Henriette Zeltner, Katharina Festner, Helga Jesberger und Lisa Jüngst.

Register